건강하고 행복한 삶을 위한
생활마사지 과학

육조영 교수의 생활스포츠마사지 ❷

건강하고 행복한 삶을 위한
생활마사지 과학

초판발행 2010년 8월 31일

지 은 이 육조영 · 노수연
펴 낸 이 최종숙
펴 낸 곳 글누림출판사

편집기획 이홍주
진　　행 이태곤
책임편집 안혜진
편　　집 추다영 임애정
마 케 팅 문택주

주　　소 서울시 서초구 반포4동 577-25 문창빌딩 2층(137-807)
전　　화 02-3409-2055(대표), 2058(영업), 2060(편집)
팩　　스 02-3409-2059
전자메일 nurim3888@hanmail.net
홈페이지 www.geulnurim.co.kr
등록번호 제303-2005-000038호(2005. 10. 5)

값 14,000원
ISBN 978-89-6327-058-6-14510
ISBN 978-89-6327-056-2(세트)

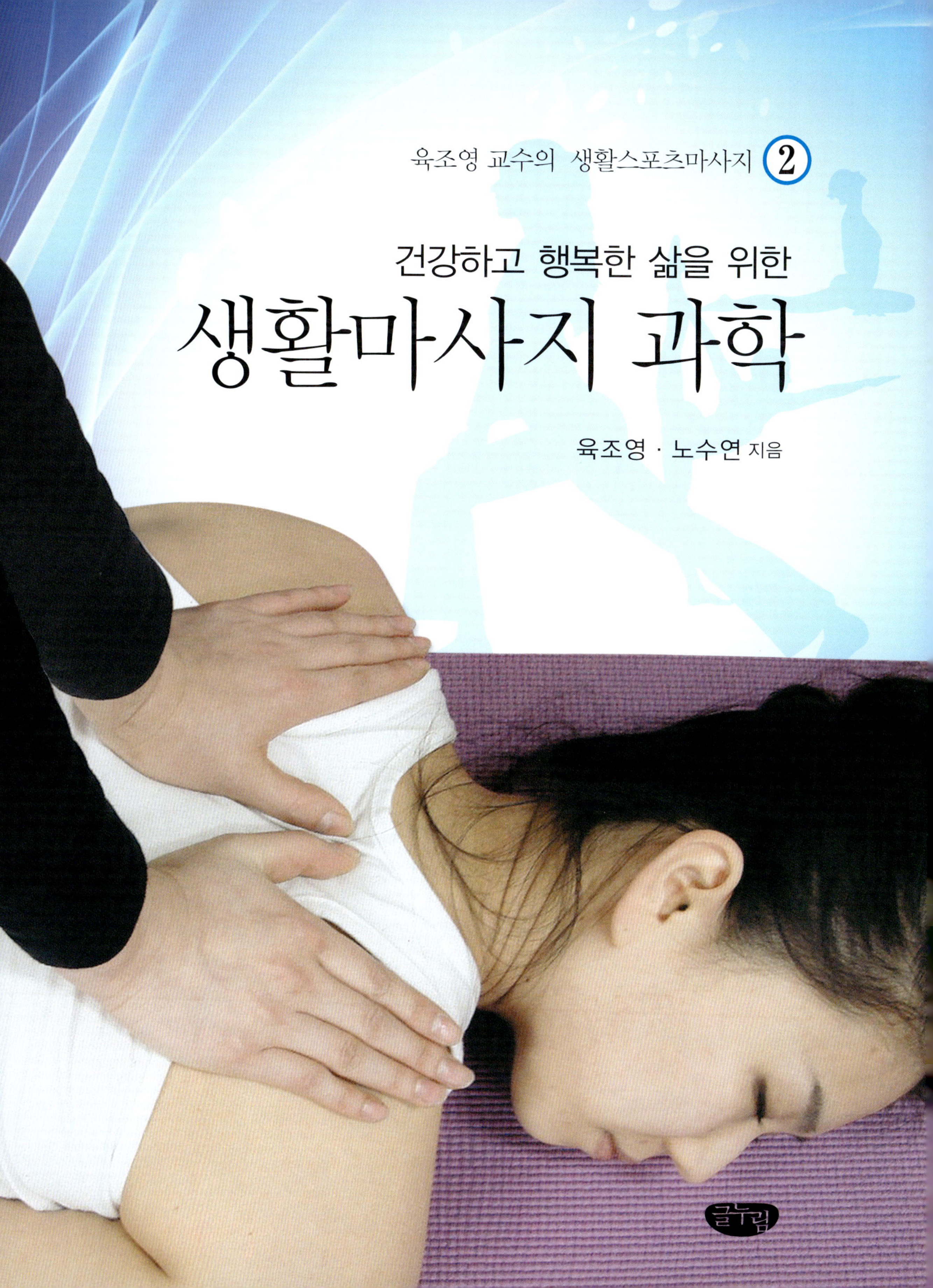

육조영 교수의 생활스포츠마사지 ❷

건강하고 행복한 삶을 위한

생활마사지 과학

육조영 · 노수연 지음

글누림

머리말

건강하고 행복한 삶을 위한 생활마사지 과학

생활마사지는 인체 기능의 활성화를 인위적으로 돕는 시술이다. 현대인은 복잡다단한 도시에서 살아가면서 아쉽게도 자연 속에서 생활하며 누렸던 건강의 축복을 누리지 못한다. 마사지는 건강의 축복을 인위적으로 조성하고 인체의 기능을 활발하게 만들어 건강한 삶을 누리도록 만든다.

도시인으로 살아가는 일상에서 우리는 안락함과 편리함을 자주 경험하지만 그렇다고 해서 인체에 유익한 것만은 아니다. 자연 속에서 온갖 물자들을 채집하는 삶은 그야말로 신체를 고도로 활용해야 한다. 근육의 굴강(屈強)과 신축을 끝없이 하며 흘리는 땀방울은 도시인들에게는 안락함과 편리함과는 상반된 것으로 여겨질지 모른다. 하지만 건강한 노동의 불편함은 우리의 신체를 단련하는 것을 넘어 역설적이게도 건강을 선사한다. 그런 측면에서 자연 속의 삶에서는 접할 수 없는 온갖 스트레스와 질병이 우리 앞에 성큼 다가와 있는 게 엄연한 현실이다.

인체의 모든 기관은 겉으로 보기에 근육과 골격, 관절과 인대, 신경과 혈관이 있는 것으로만 생각하지만 사실은 기관과 기관을 연결하는 경락이 촘촘한 그물망처럼 서로 연결되어 있다. 그렇기 때문에 우리는 스스로 지키는 건강이 점점 중요해지고 있다. 근력과 혈행, 경락에 대한 이해와 활성화라는 말 자체가 일반 독자들에게는 어렵게 느껴질 수도 있다. 하지만 건강한 삶을 누리기 위해서 생활 속에 자신의 인체 기능을 활성화할 필요가 있다. 그런 점에서 생활 속에서 실천할 수 있는 마사지의 여러 기법을 정리할 필요가 있다고 본다.

이 책은 생활 속에서 실행할 수 있는 마사지의 기본지식을 정리하여 언제 어디서나 간편하게 자신의 건강을 지킬 수 있도록 안내하고자 했다. 생활마사지란 포괄적인 의미를 갖는다. 일상생활에서 쉽게 접할 수 있는 마사지의 효과를 감안해서 이론보다도 실천에 무게를 두었다. 마사지의 이론적인 체계나 지식 정보보다도 운동 전후, 신체 장부나 신경 계통, 통증을 완화하거나 피부 미용에 효과가 큰 마사지의 기본기법을 담아놓은 것이 바로 이 책이다.

운동 전후에 마사지를 하면 운동할 때 온갖 상해를 예방할 수 있고 피로 회복을 돕는다. 소화가 잘 되지 않을 때도 마찬가지이다. 날카로운 신경을 이완시켜줄 뿐만 아니라 평소 면역 기능을 향상시켜 질병 예방의 효과도 얻을 수 있다. 생활마사지의 실천이 중요한 것은 스스로 할 수 있다는 점이고 개인의 건강과 활력 가득한 삶을 누리는 기쁨을 얻을 수 있다는 점이다.

활기차고 아름답게 자신의 몸매와 미용을 스스로 관리하는 사람은 자신의 분야에서도 앞서가는 사람임에 분명하다.

저자의 소박한 바람은 이 책을 통해서 여러 독자들이 평소 무기력하거나 저하된 신진대사 기능을 몇 가지의 마사지 시술로 많은 효과를 누리면서 자신의 건강을 관리하는 데 있다. 이 책은 그런 점에서 딱딱한 이론서가 아니라 눈으로 따라하는 책이다. 부디 이 책이 독자들에게 널리 읽혀져서 마사지의 대중화를 성취하고 독자 제현이 건강한 삶을 누리는 복음(福音)이 되기를 소망한다.

저자 일동

목차

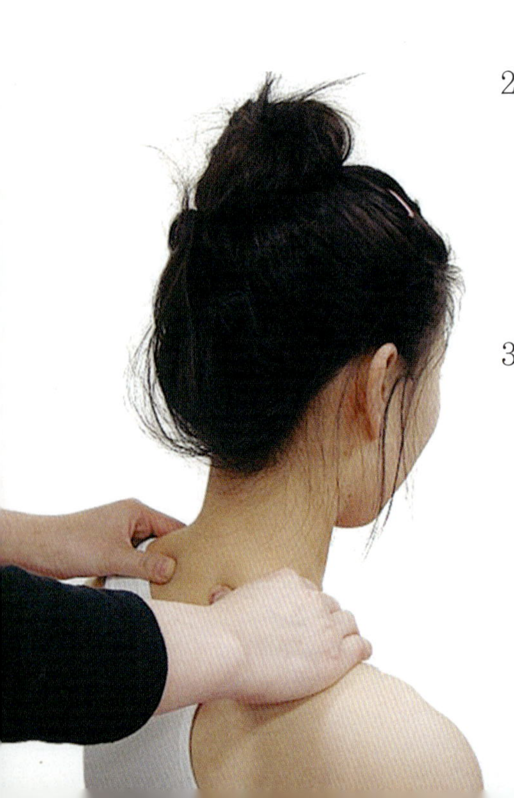

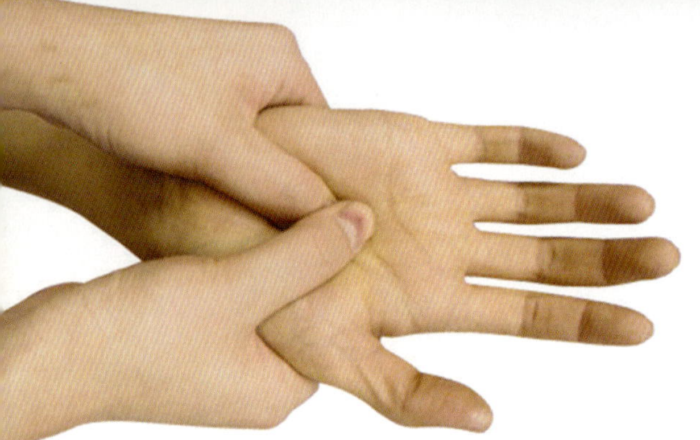

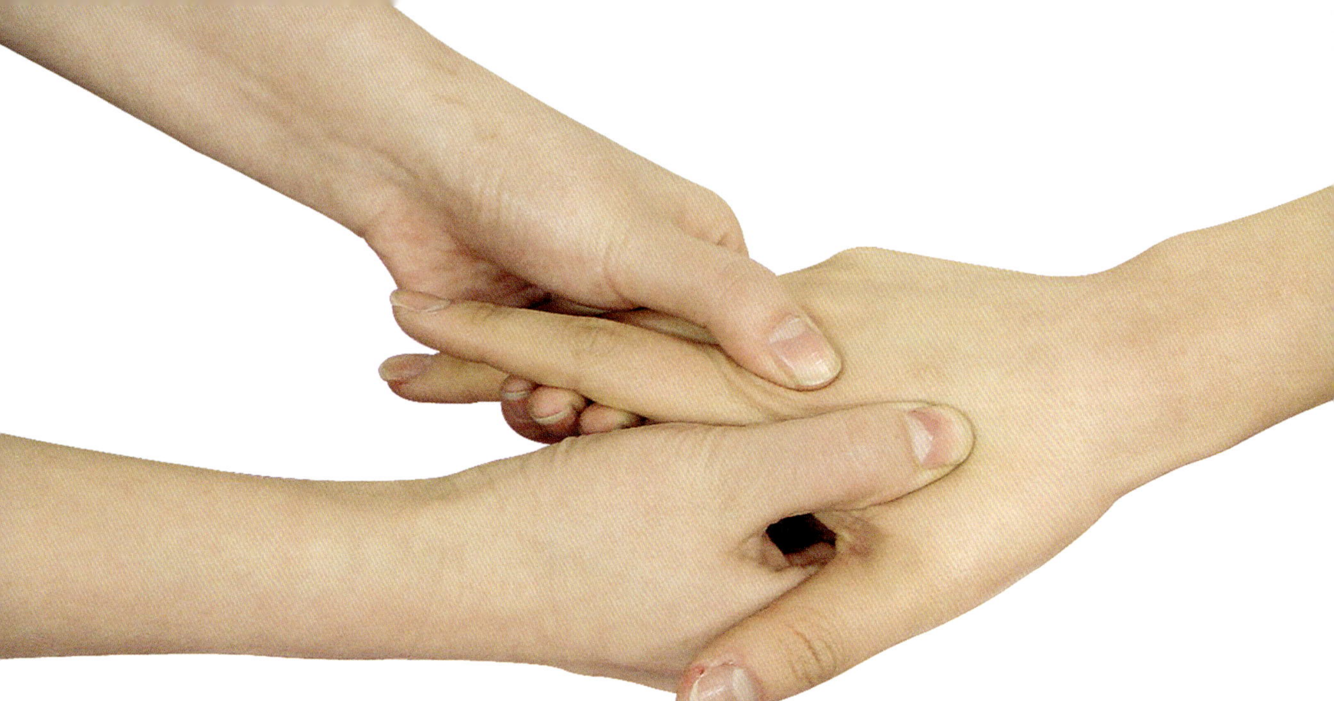

Section 5 노화예방 마사지

인체의 경혈(1)

양자혈

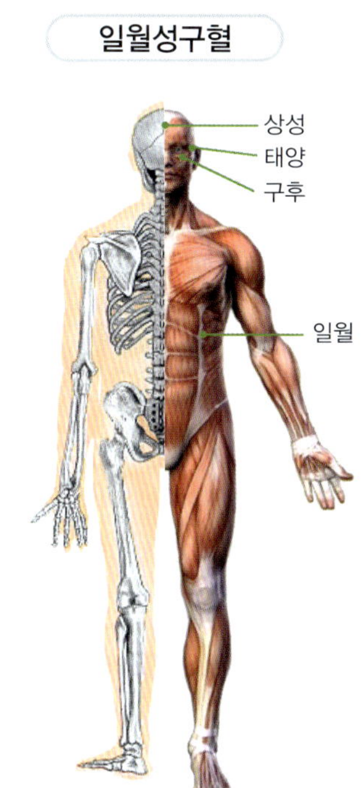

천자혈

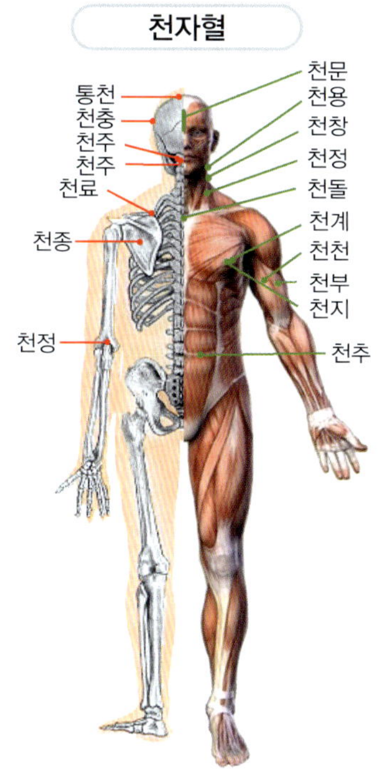

일월성구혈

풍자혈

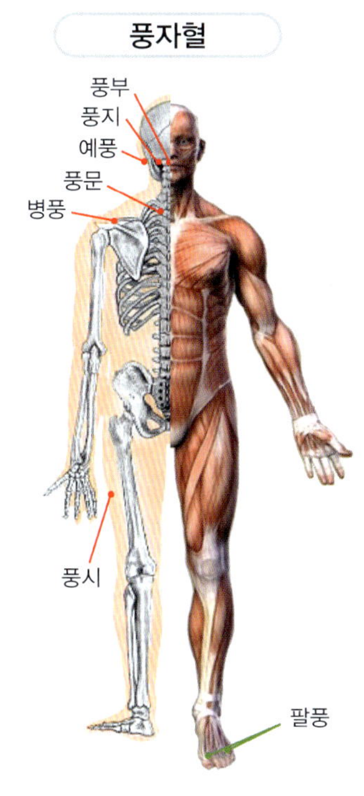

인체의 경혈(2)

기자혈

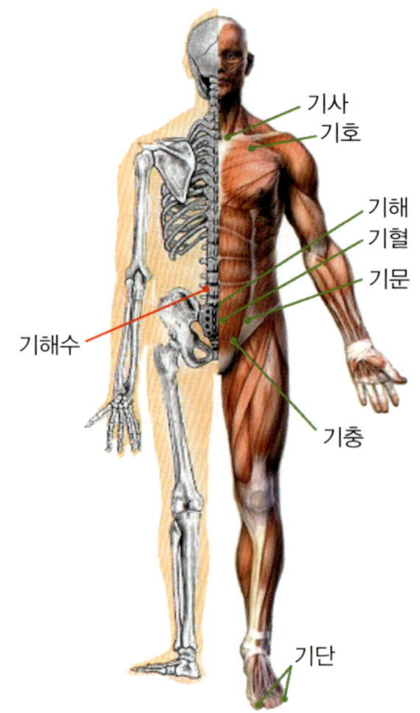

상자혈

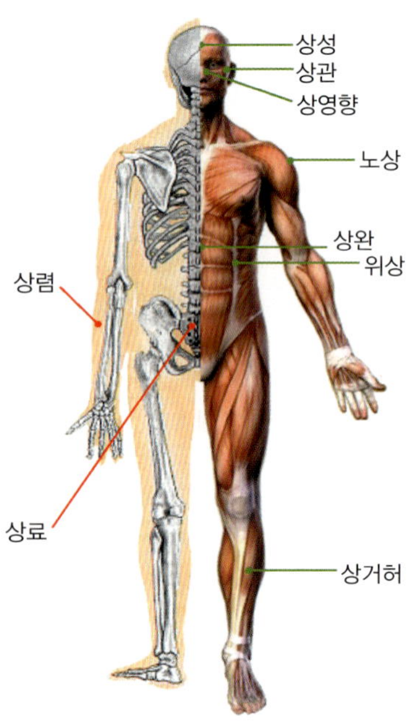

중자혈

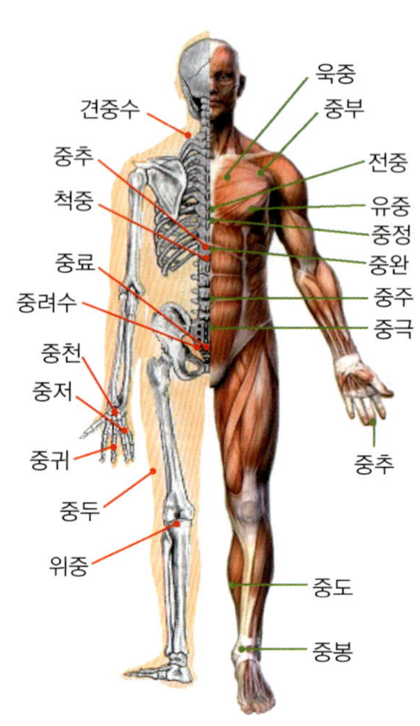

하자혈

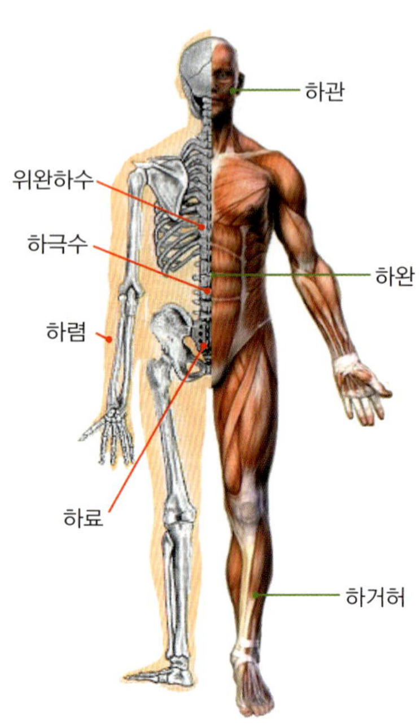

인체의 경혈(3)

내, 외자혈

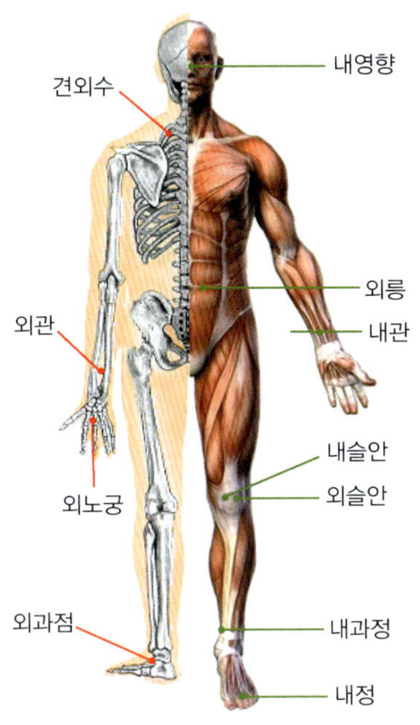

거, 돌자혈

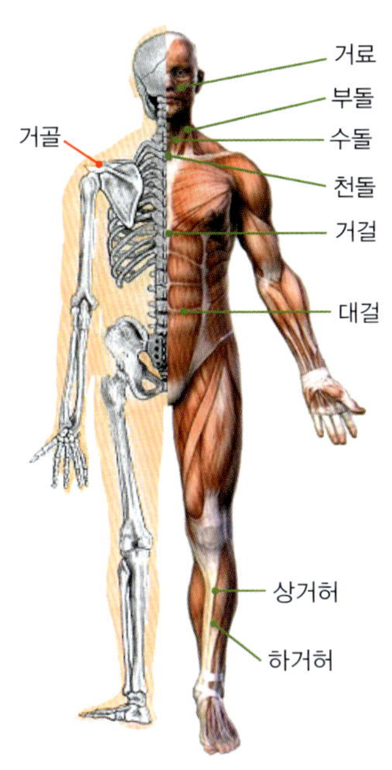

소, 소자혈

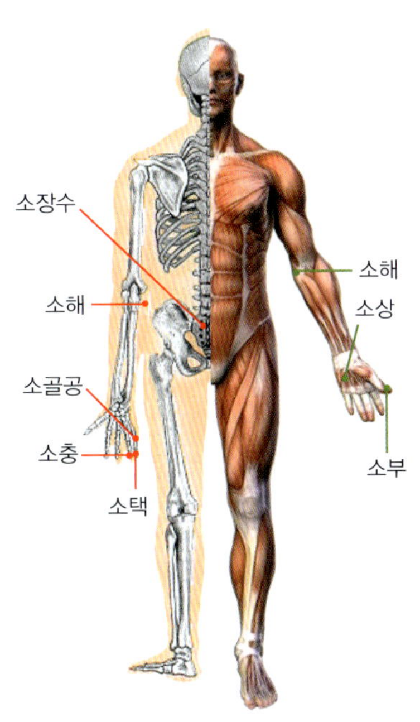

태, 대자혈

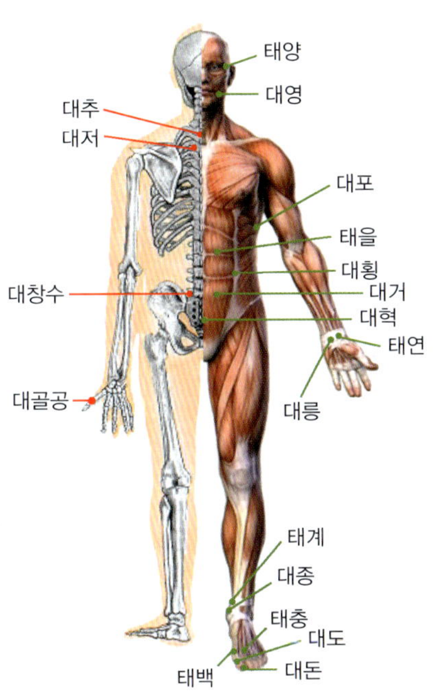

인체의 경혈(4)

음자혈

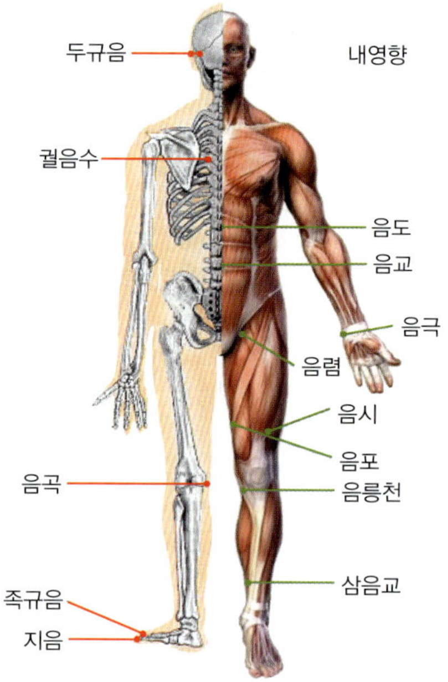

두규음
내영향
궐음수
음도
음교
음극
음렴
음시
음포
음릉천
음곡
삼음교
족규음
지음

지, 연자혈

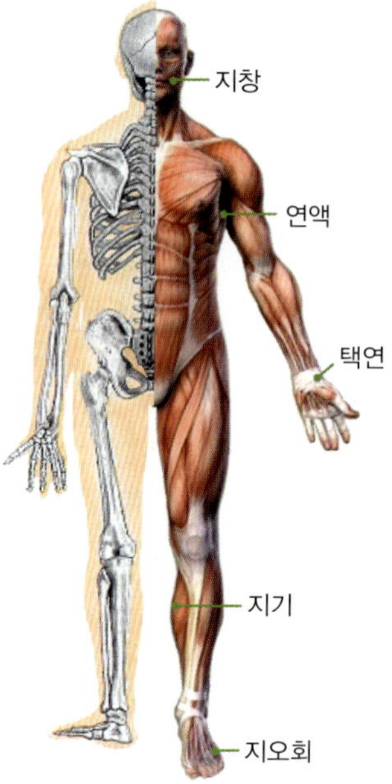

지창
연액
택연
지기
지오회

관자혈

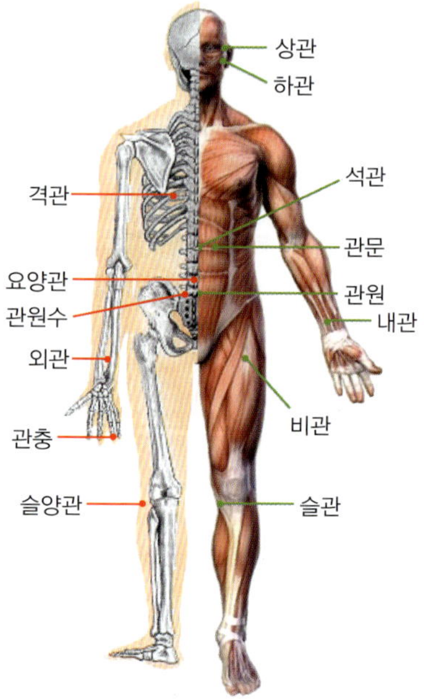

상관
하관
석관
격관
관문
요양관
관원
관원수
내관
외관
관충
비관
슬양관
슬관

천자혈

렴천
극천
천천
중천
곡천
음릉천
양릉천
용천
태백

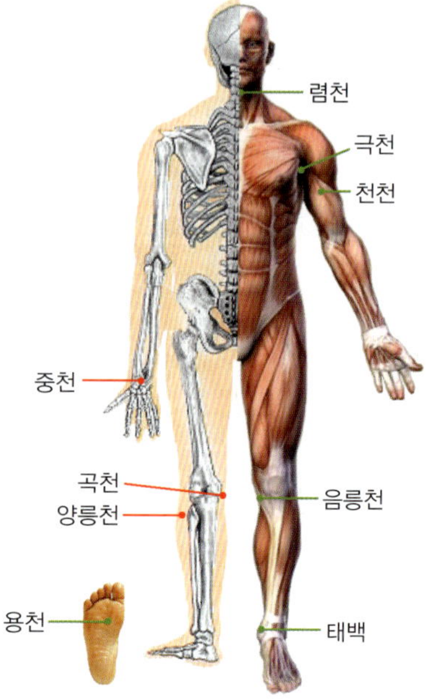

인체의 경혈(5)

지, 택자혈

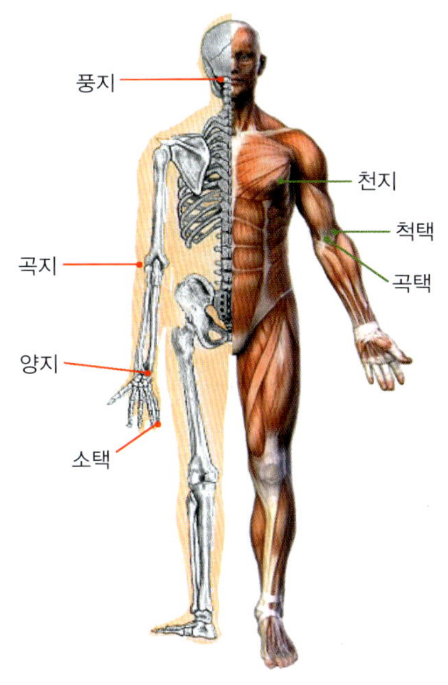

수, 계자혈

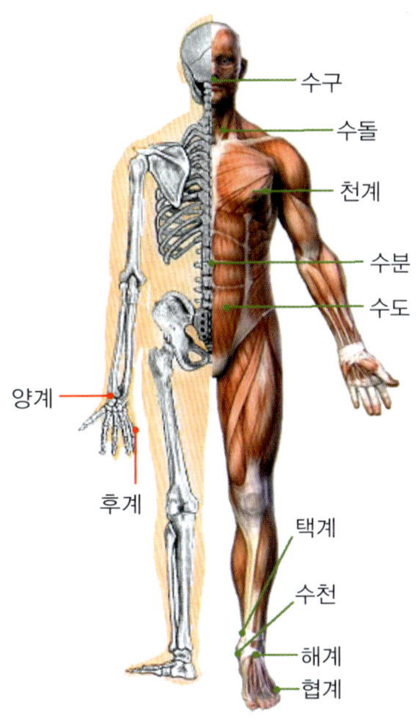

교, 도자혈

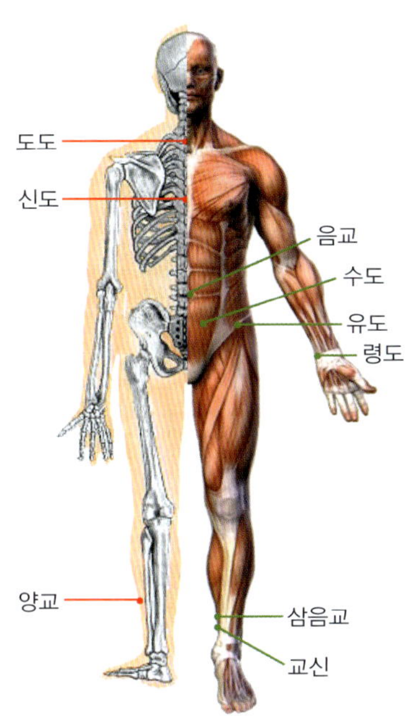

중자혈

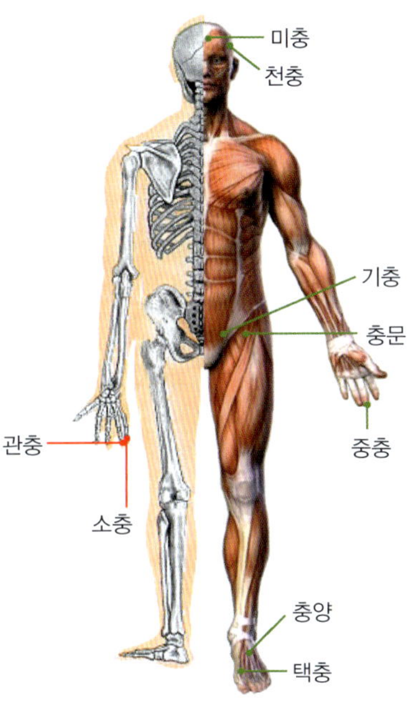

인체의 경혈(6)

구, 릉자혈

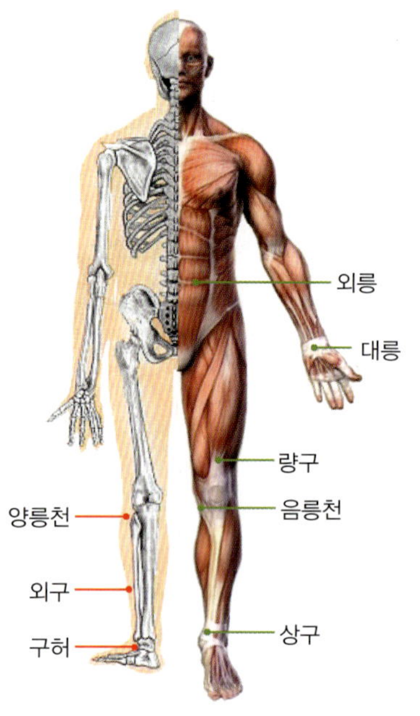

곡자혈

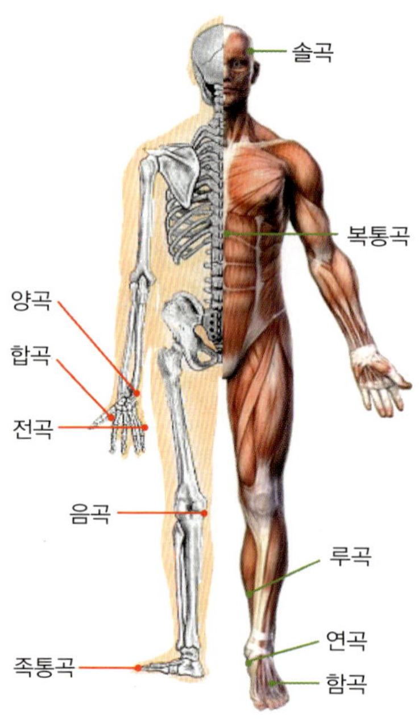

동물자혈

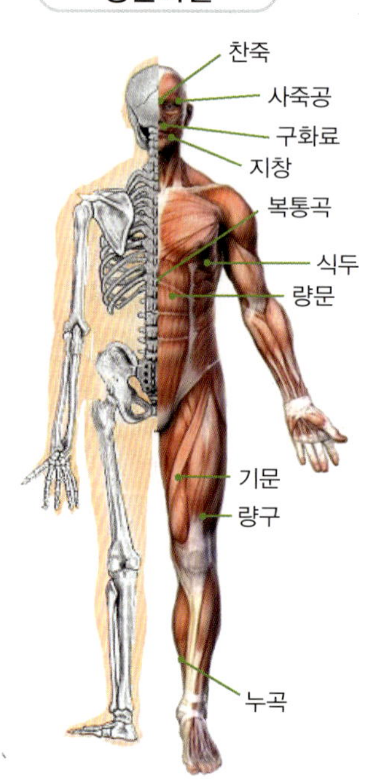

문자혈

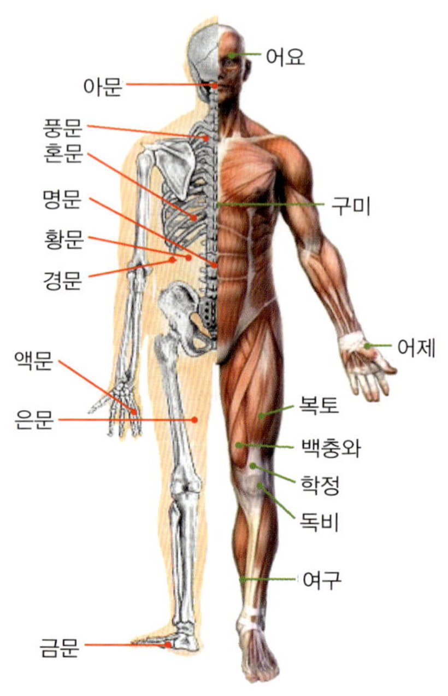

인체의 경혈(7)

문자혈
천문
이문
아문
운문
유문
풍문
기문
혼문
량문
명문
관문
황문
장문
경문
활육문
극문
액문
신문
은문
기문
충문
석문
기문
금문

담, 주자혈
인당
천주
신주
옥당
신당

추자혈
중추
천추
현추
오추

궁자혈
청궁
자궁
자궁
외로궁
로궁

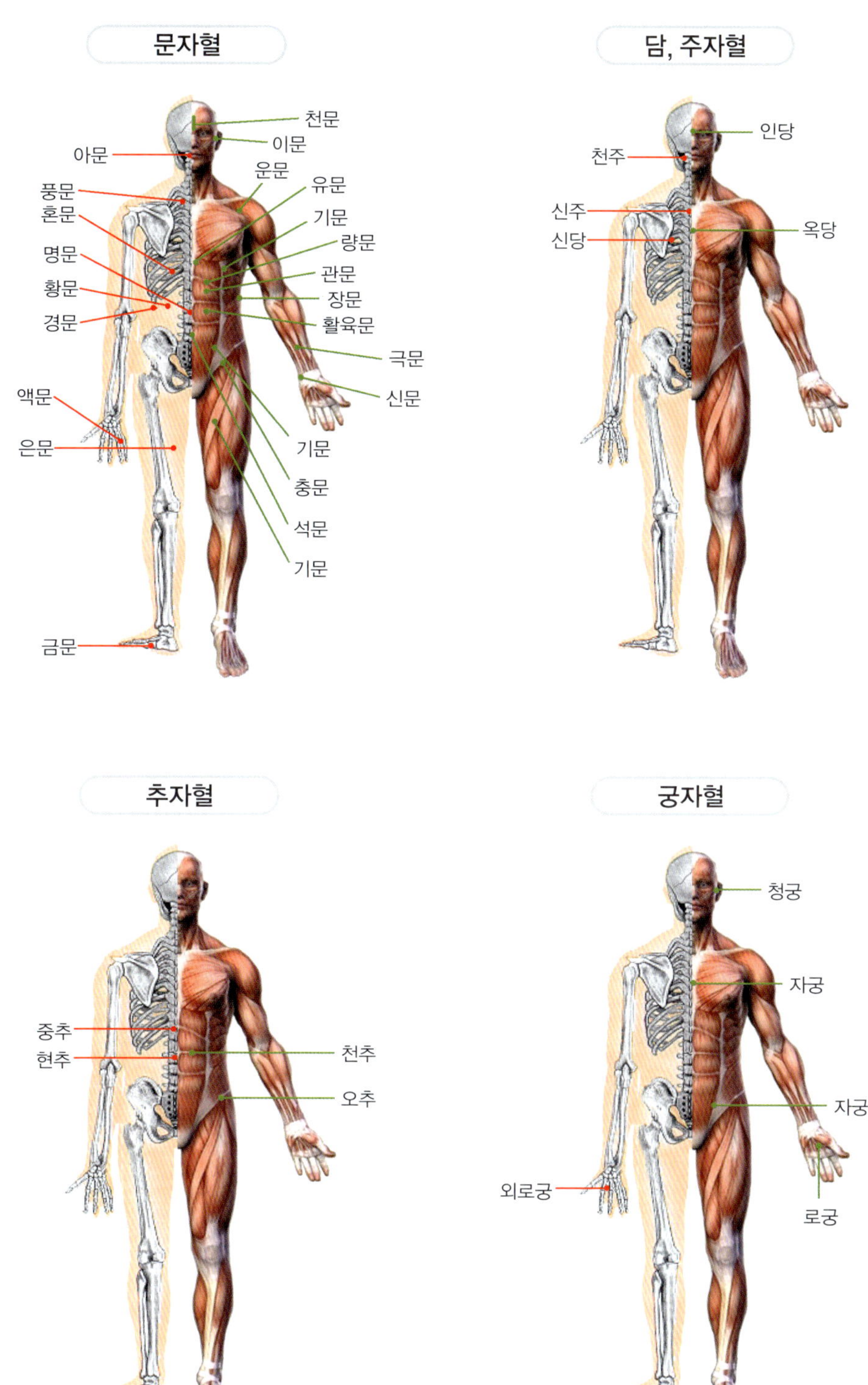

인체의 경혈(8)

부자혈

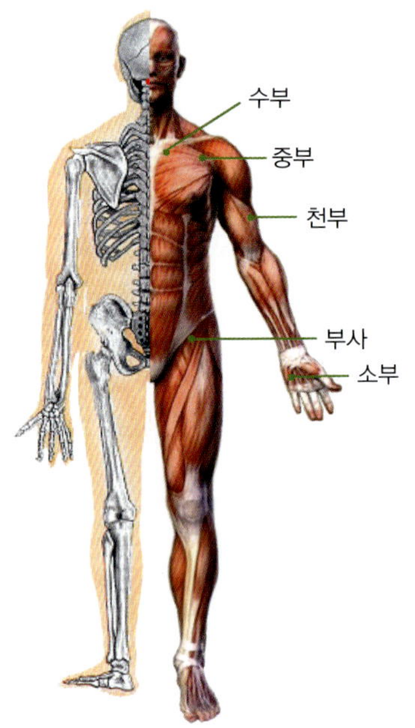

곡자혈

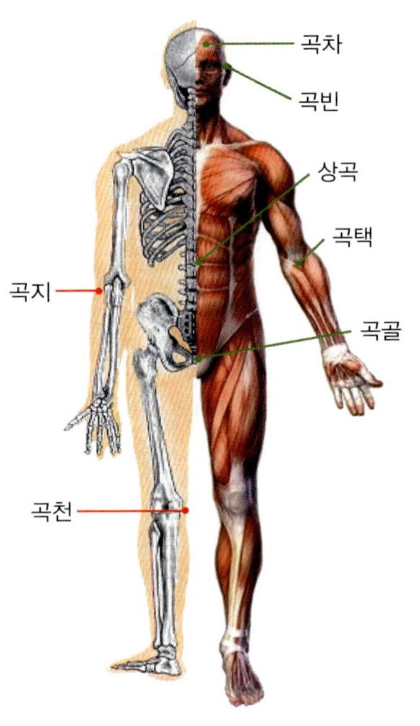

승자혈

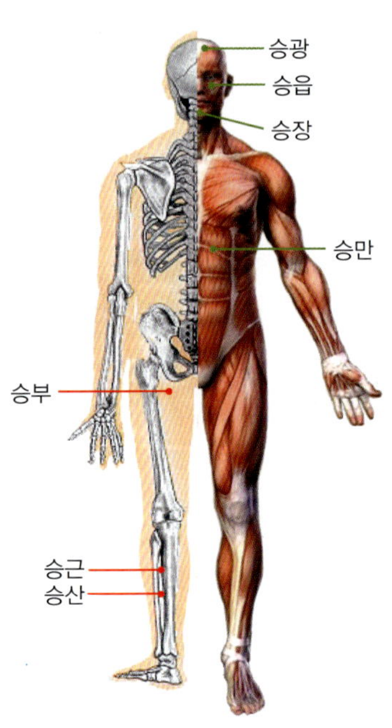

현자혈

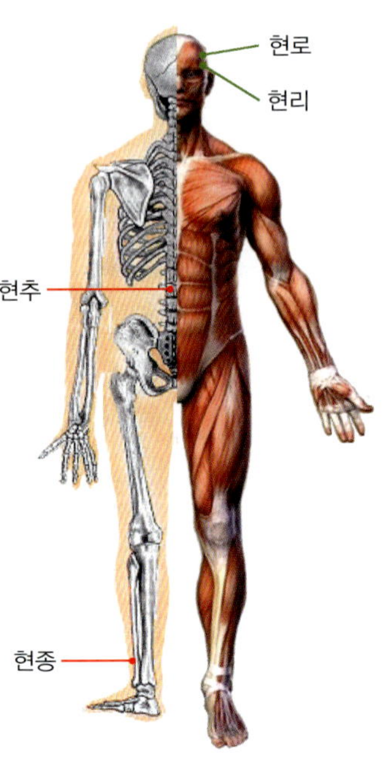

인체의 경혈(9)

정자혈

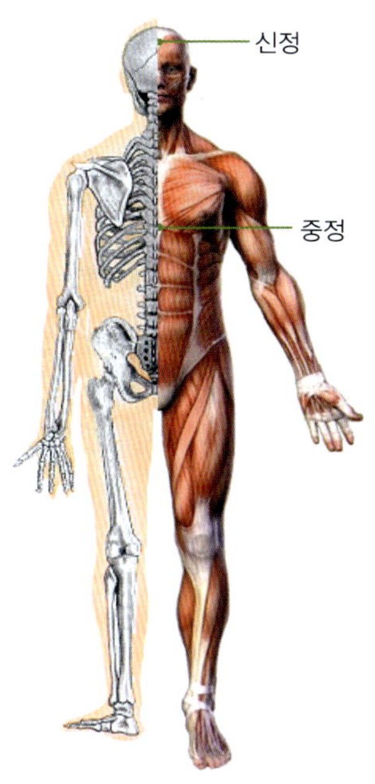

간자혈

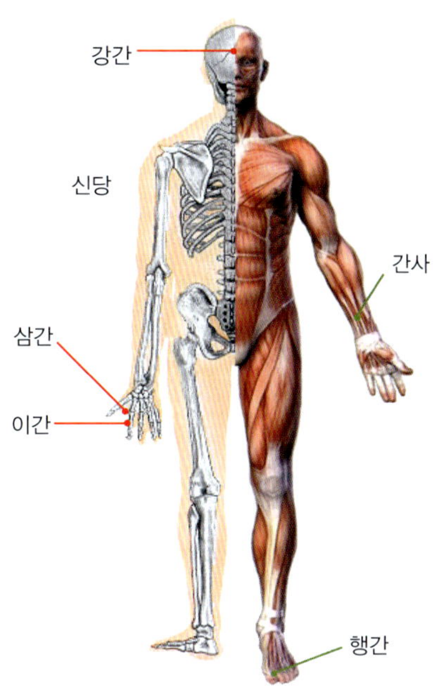

궐자혈

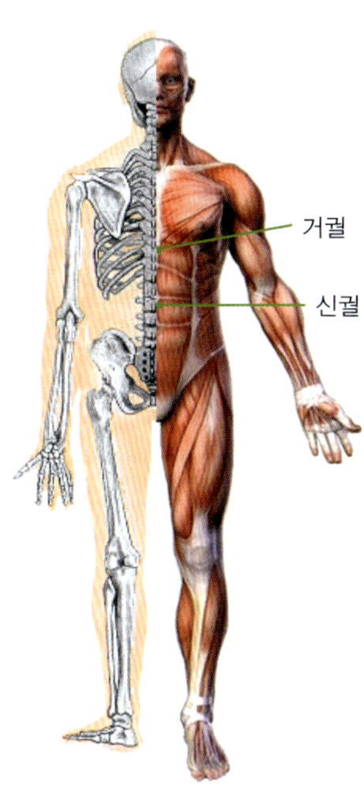

정, 창자혈

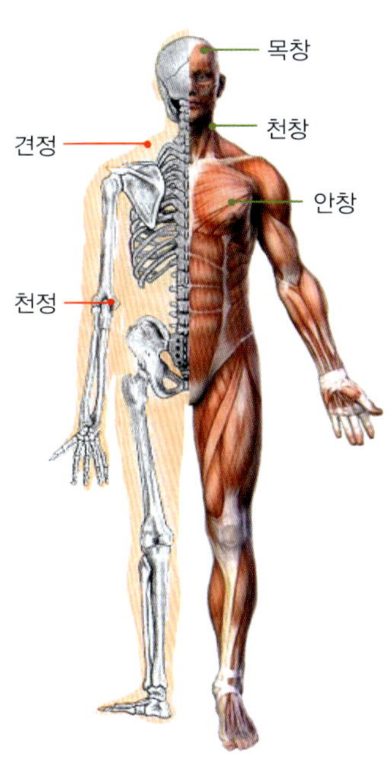

인체의 경혈(10)

회자혈

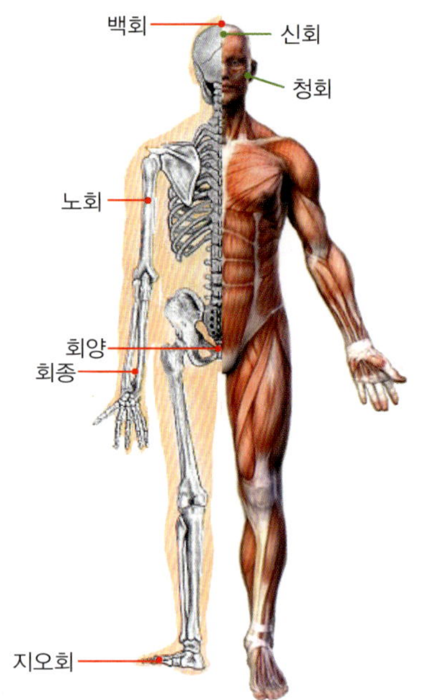

견, 요자혈

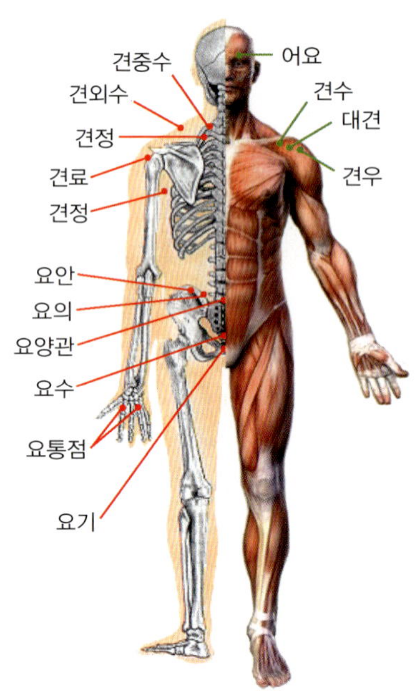

읍, 영자혈

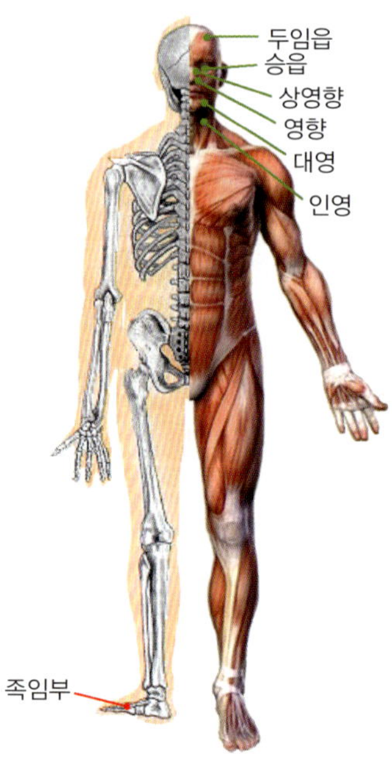

맥자혈

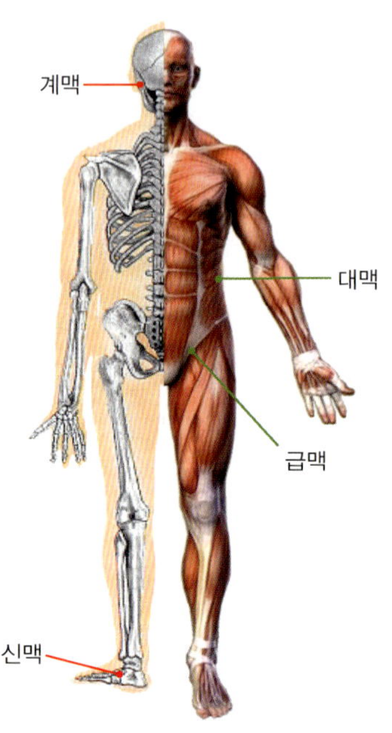

인체의 경혈(11)

령자혈

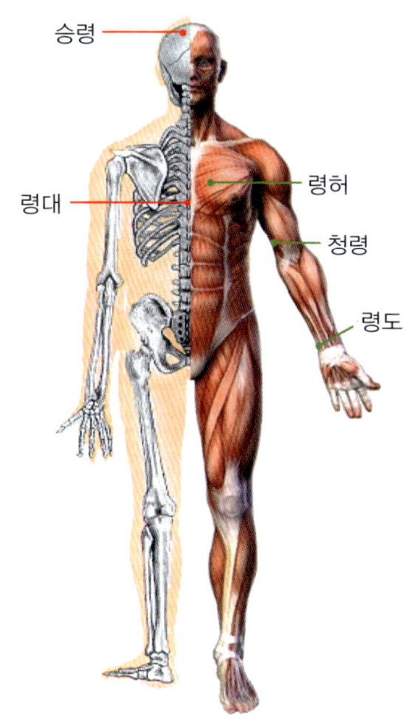

상, 석자혈

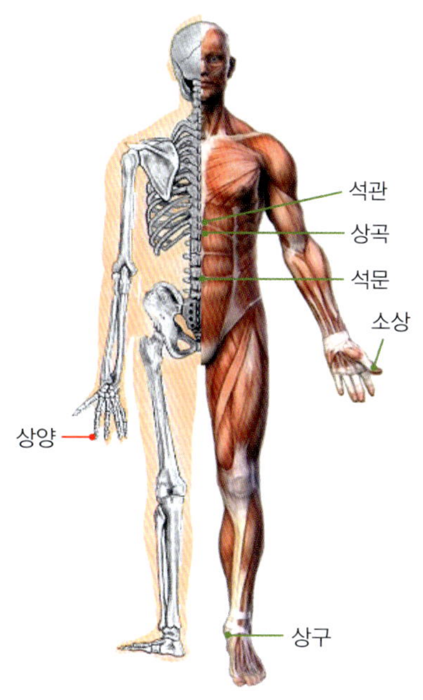

백자혈

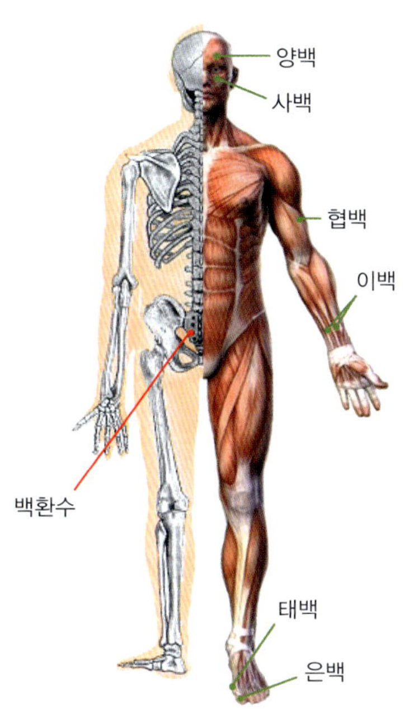

신자혈

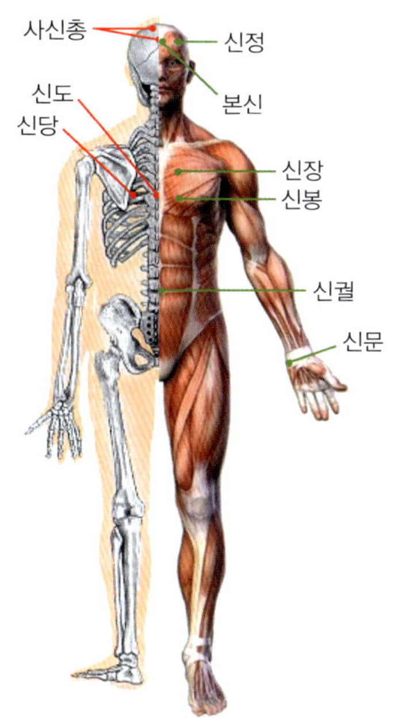

인체의 경혈(12)

유자혈
견중수
폐수
노수
견외수
궐음수
수부
견수
삼초수
심수
독수
격수
완하수
간수
담수
비수
위수
시해수
하극수
대장수
황수
선수
관원수
소장수
중려수
방광수
요수
백환수

골자혈
완골
숨골
거골
곡골
횡골
완골
관골
경골
속골

료자혈
소료
동자료
이화료
천료
견료
권료
거료
구화료
주료
팔료
상료
차료
중료
하료

숫자혈
사신총
오처
사백
삼초수
열일곱추
사만
팔료
오추
이백
사독
삼양락
사봉
팔사
삼간
이간
십선
박충와
삼음교
팔풍

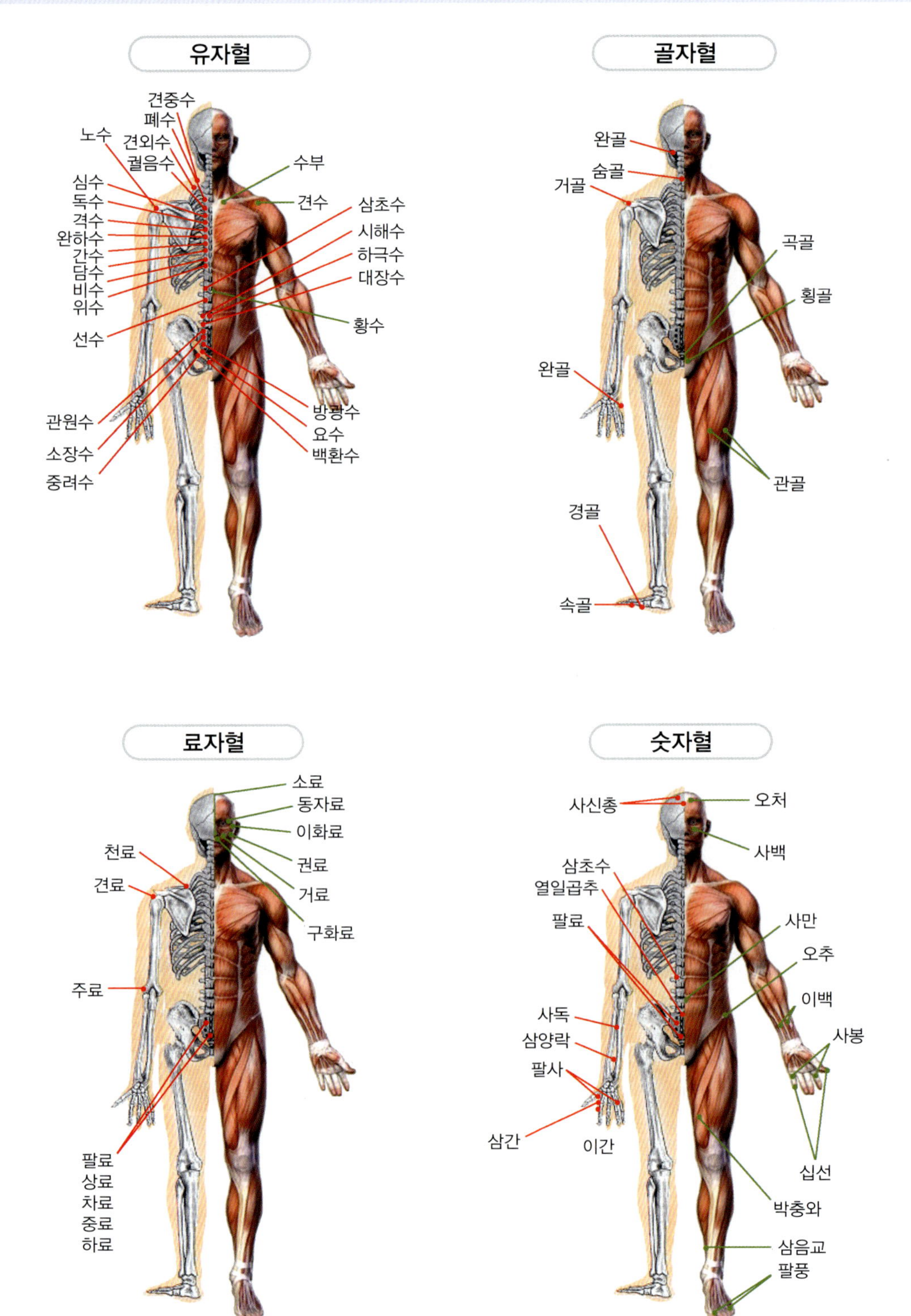

인체의 경혈(13)

오수정혈
신정
소택
소상
소충
상양
관충
중충
족규음
지음
용천
오수형혈
전곡
소부
어제
이간
로궁
액문
연곡
대도
협계
행간
족통보
내정
오수수혈
신문
후계
택연
삼간
중저
대릉
족임읍
족임읍
태계
태충
함곡
태백
오수경혈
간사
지구
경거
양계
령도
양곡
부류
중봉
양보
해계
쿤룬
상구

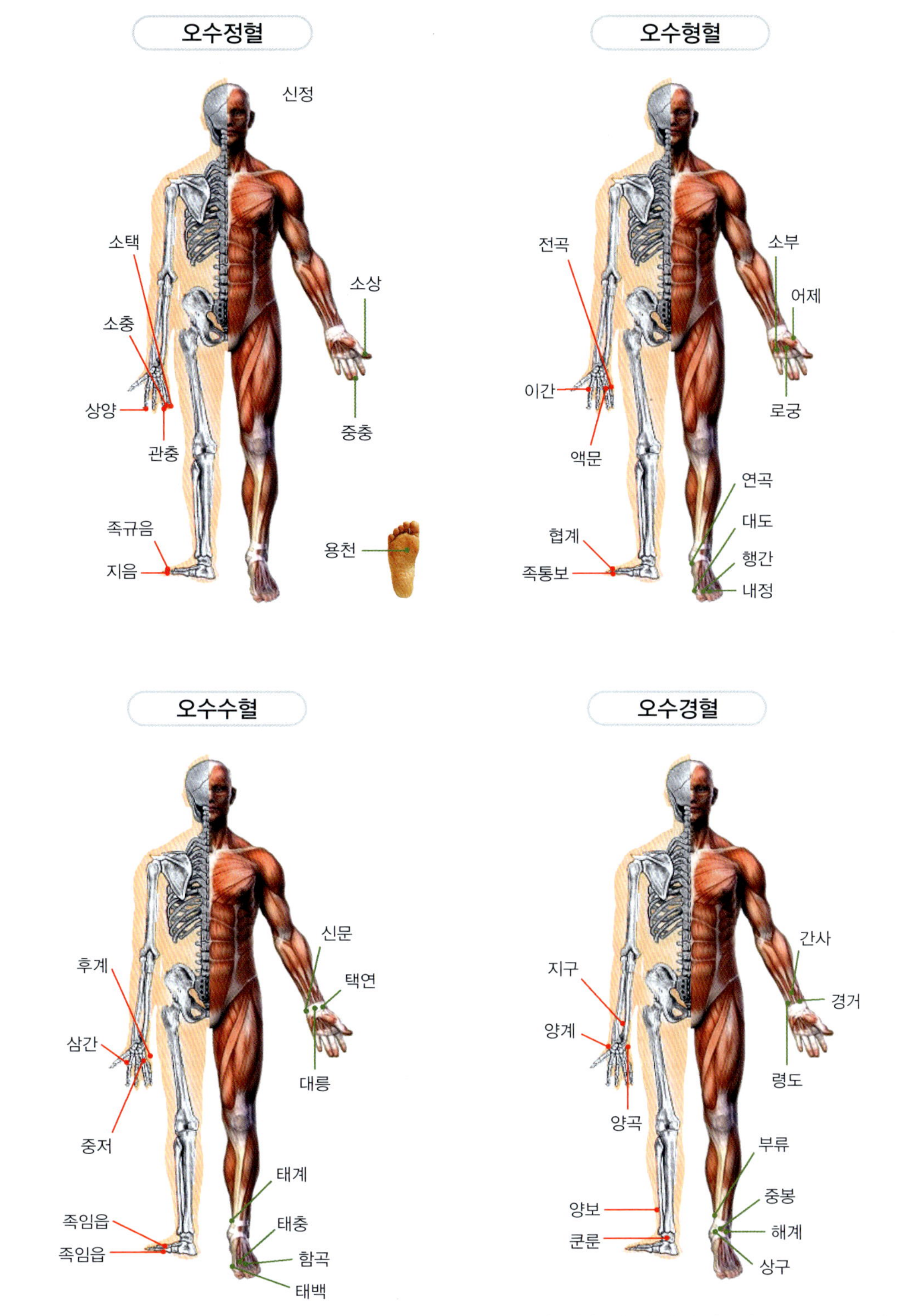

인체의 경혈(14)

합혈, 하합혈
천정
곡지
소해
곡천
음곡
위종
위양
양릉천
소해
곡택
척택
음릉천
족삼리
상거허
하거허
원혈
양지
합곡
완골
구허
경골
대릉
택연
신문
태계
충양
태백
태충
팔회혈
대저 골회
격수 혈회
양릉천 근회
현종(절골) 수회
전중 기회
중완 부회
장문 장회
택연 맥회
맥자혈
계맥
외관
통양유맥
후계
통독배맥
신맥
통양교맥
족규음
통대맥
내관
통음유맥
렬결
통임맥
조해 통음교맥
공손 통충맥

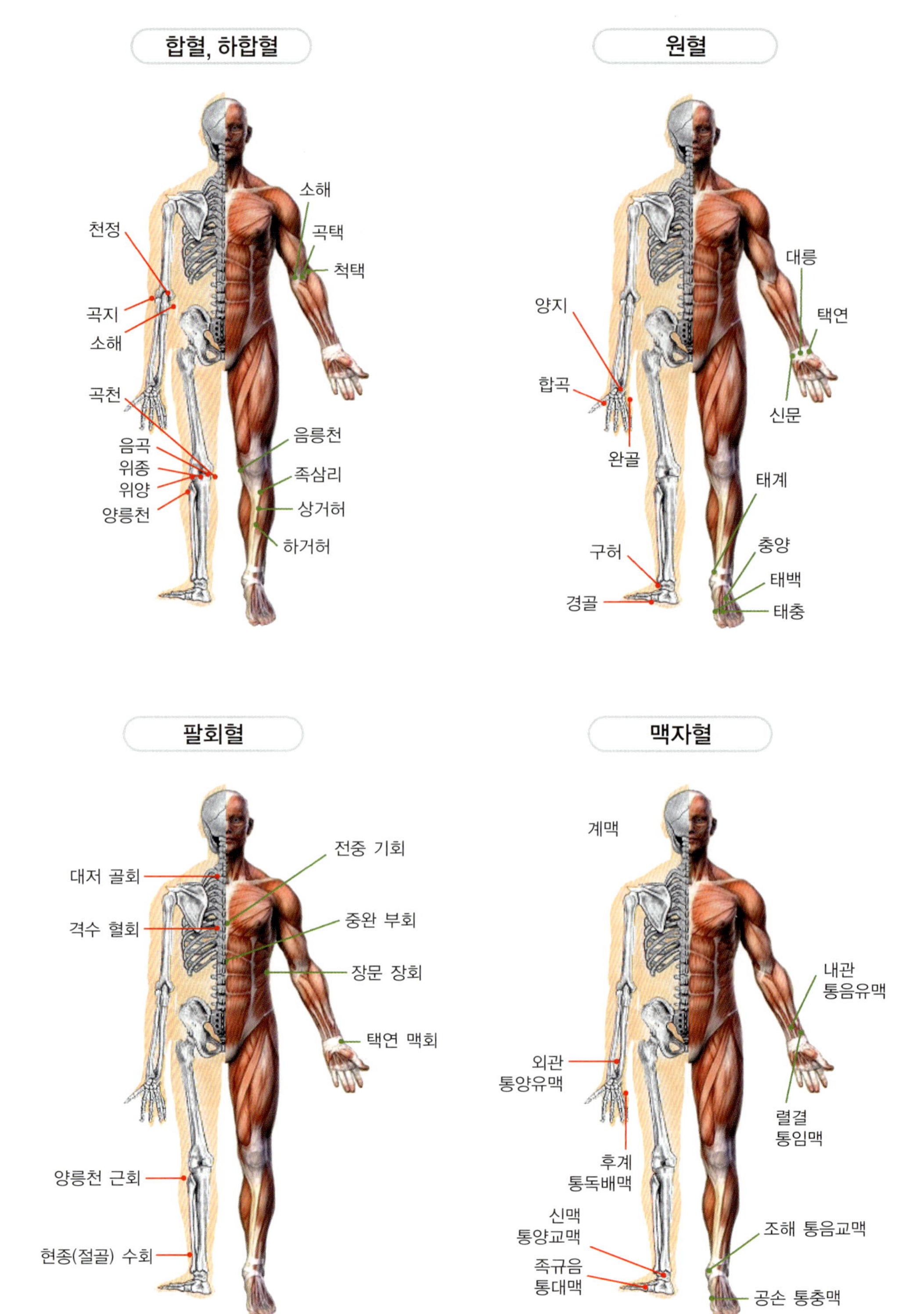

인체의 경혈(15)

락혈

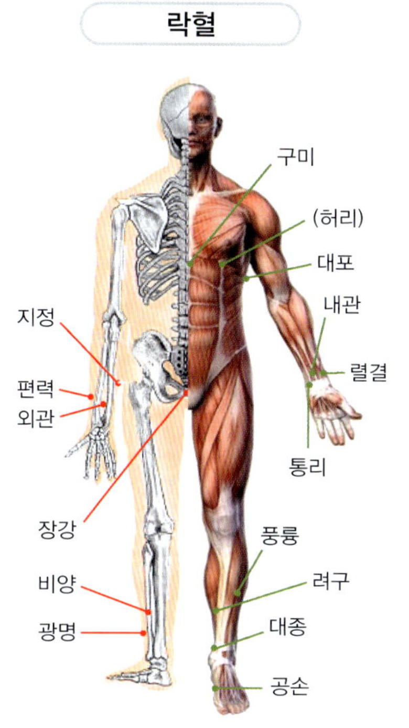

극혈

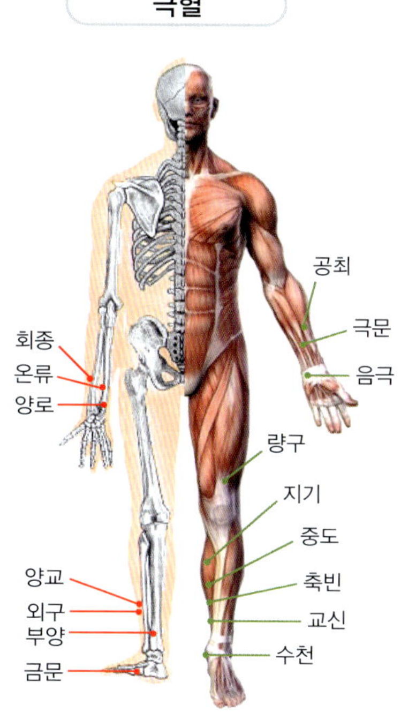

모혈

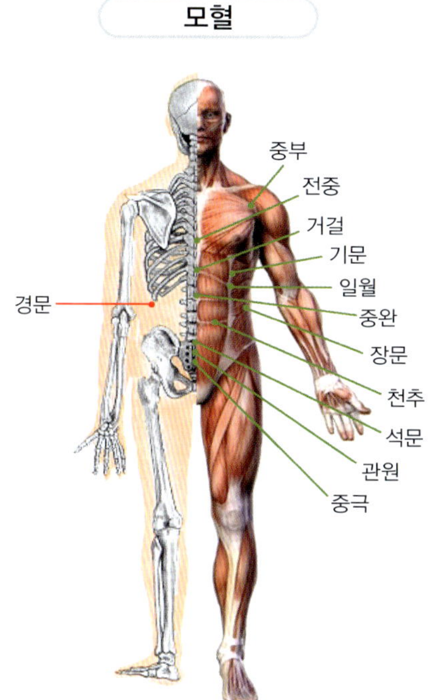

배수혈

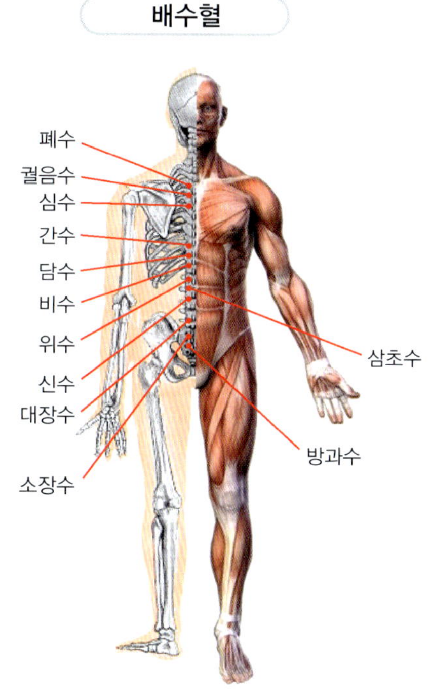

Section

1

생활마사지의 기초지식

1. 마사지의 효과

1 혈액순환 촉진작용

피부와 근육에 혈액과 림프액의 흐름을 촉진시켜 심장의 부담을 가볍게 하고 신진대사를 향상시킨다. 그 결과 체내의 피로물질을 없애고 피로를 회복시킨다.

▶ **적당한 기법** 경찰법, 유념법

2 흥분작용

신체기능이 저하된 근육과 신경에 활력을 높이는 작용. 특히 경기 전의 근 긴장이 불충분하거나 몸이 움직이기 힘들 때 행한다.

▶ **적당한 기법** 약한 자극을 주는 경찰법, 유념법

3 진정작용

신체기능이 과도한 긴장 상태일 때 진정시키는 작용이 있다. 경기 중 근의 경련이나 너무 긴장했을 때 행한다.

▶ **적당한 기법** 강찰법(손가락으로 강하게 주무른다),
강하게 자극을 주는 유념법, 압박법

4 반사작용

피로한 부위와 너무 긴장된 부위를 마사지하여 해당 부위의 기능조정을 행한다. 예를 들어 위에 통증이 있으면 배부를 마사지하여 통증을 완화시킨다.

▶ **적당한 기법** 압박법

5 교정작용

염좌와 같은 외상 후에 열과 부종 등의 급성증상이 없어지면 행한다. 환부에 직접 마사지하고 관절포(관절을 감싸고 있는 모습), 인대의 경직을 완화시키고 내출혈과 응어리를 없애준다.

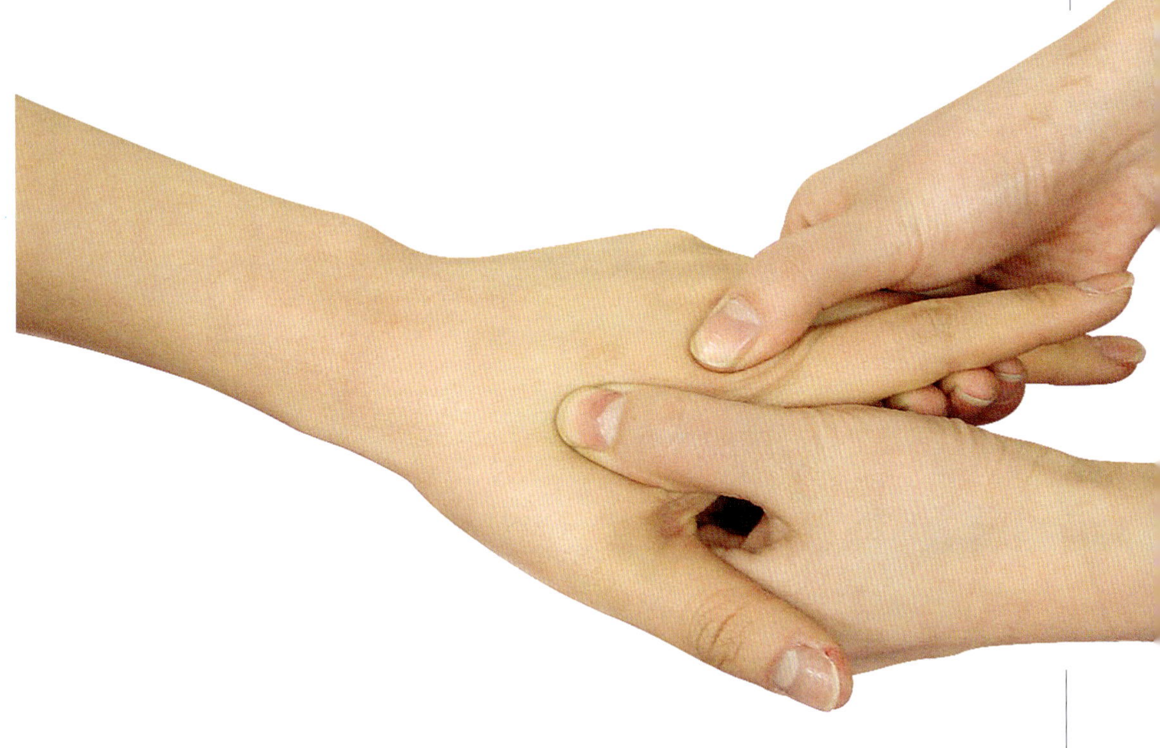

2. 마사지의 원칙

말초에서 중추와 심장 방향으로 행하는 것이 기본이다.

마사지를 행할 때는 피부에 직접 행하는 방식과 말초에서 심장으로 향해 행하는 방식 반대로 하는 방식이 기본이다. 효과를 얻기 위해서도 기초 지식을 알아둔다.

① 가능한 피부에 직접 행한다.

② 경찰법으로 시작하여 경찰법으로 끝낸다. 단, 상황에 따라 경찰법을 행하지 않는 경우도 있다.

③ 몸의 말초에서 중추로 향해 행하는 방식이 기본이다. 곧 심장으로 향하는 구심성을 기억하여 림프와 정맥의 흐름에 따라 근선추의 방향으로 행한다.

④ 상대가 기분이 좋을 정도로 힘을 주어 행한다. 너무 강한 자극은 근육과 건을 아프게 할 수도 있으므로 주의한다.

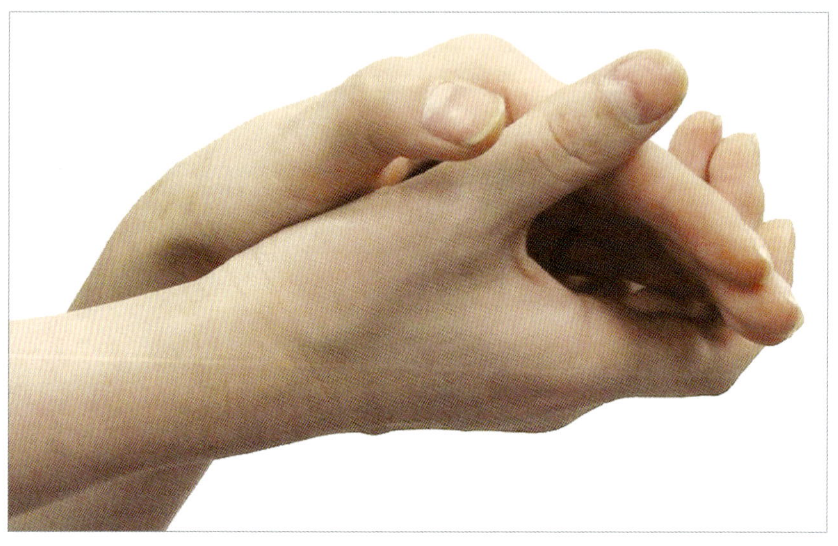

3. 마사지 시간과 스타일

목욕 후나 환부를 따뜻하게 한 후에 행하는 것이 이상적이다.
마사지의 효과를 보다 높이려면 아래의 경우일 때 행하는 것이 좋다.

① 트레이닝 직후, 시합 전후에 마사지를 행한다.
② 목욕 후나 따뜻한 수건으로 국소를 따뜻하게 한 뒤 행하면 보다 큰 효과를 얻을 수 있다.
③ 특정의 부위의 마사지 외에는 주 1~2회 정도 둘이서 강한 자극을 주는 전신 마시지를 행하여 전신의 피로회복을 행한다.
④ 둘이 마사지하는 경우나 자신이 행할 경우는 상관없으나 가능한 한 둘이 행하는 것이 요부와 배부 등 충분히 마사지하고 전신을 안정시키는 효과를 얻을 수 있다.

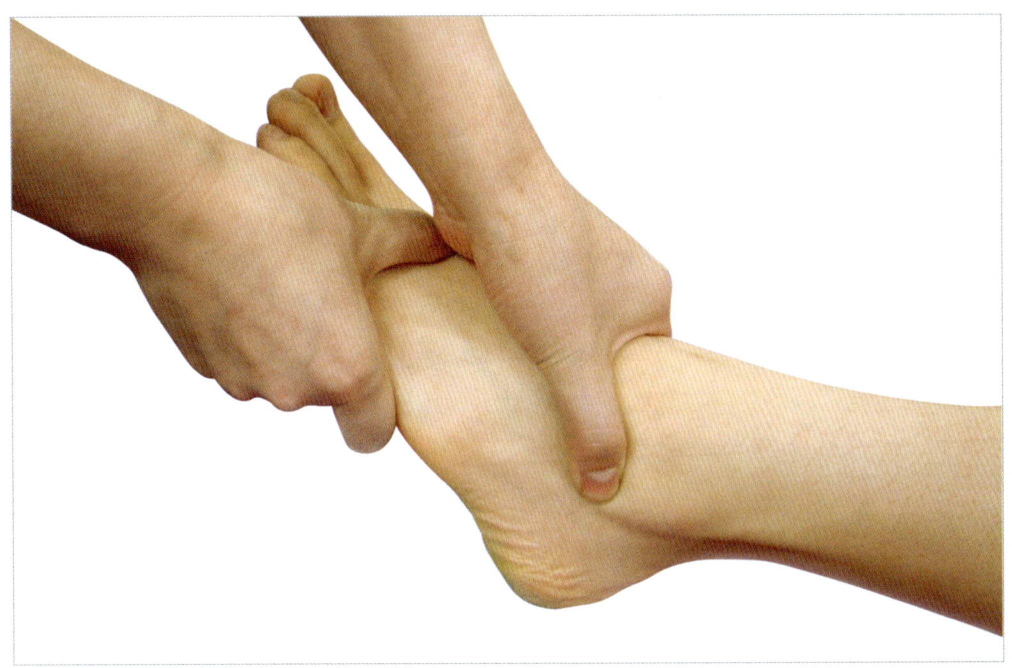

4. 마사지의 순서와 시간

특정 부위에 대한 단위 마사지는 4~5분, 국부마사지는 20~40분, 전신 마사지는 45~60분이 기준이다.

마사지는 특정한 부위를 행할 때와 국부 및 전신을 행하는 경우가 있다. 마사지의 효과를 높이기 위해서는 기본이 되는 순서와 시간, 마사지 강도, 적용기법을 지키는 것이 좋다.

특정 부위를 행할 때

① 1분 정도 경찰법에서 시작한다.

② 계속해서 유념법과 압박법 등을 병행해서 2분 정도 행한다.

③ 다시 1분 정도 경찰법을 행하고 특정 부위의 마사지를 끝낸다.

▶ 행하는 시간 특정 부위에는 4~5분 정도를 목표로 한다.

부분 및 전신 마시지의 경우

① 똑바로 누운 자세(앙와위)

　발 → 하퇴부 → 무릎 → 대퇴부전면

▶ 행하는 시간 15~20분 정도(한 쪽에 7~10분 정도)

② 엎드린 자세(복와위)

　대퇴부후면 → 전부(엉덩이) → 요부, 배부 → 경부(목), 어깨

▶ 행하는 시간 15~20분 정도

③ 앉은 자세(좌위)

　손 → 전완과 상완 → 어깨 바깥쪽과 앞면

▶ 행하는 시간 한쪽에 8~10분 정도씩 15~20분 정도

　　　　　　전신에 45~60분 정도를 기준으로 한다.

5. 마사지의 인체 계통별 효과

생활마사지는 인체 외부기관, 경락과 혈위, 신경 계통을 자극하여 직·간접적으로 근육, 골격, 관절, 인대, 신경, 혈관을 촉진시킨다. 그 결과 인체 내부의 생리기능을 점차 정상적으로 변화시키고 인체의 면역력을 향상시킴으로써 병을 치료하고 예방할 수 있게 해준다. 특히 생활마사지는 선수들의 피로회복 및 운동 상해를 방지하여 경기력을 향상시키는 데 활용되기도 한다.

1 운동 계통에 미치는 마사지 효과

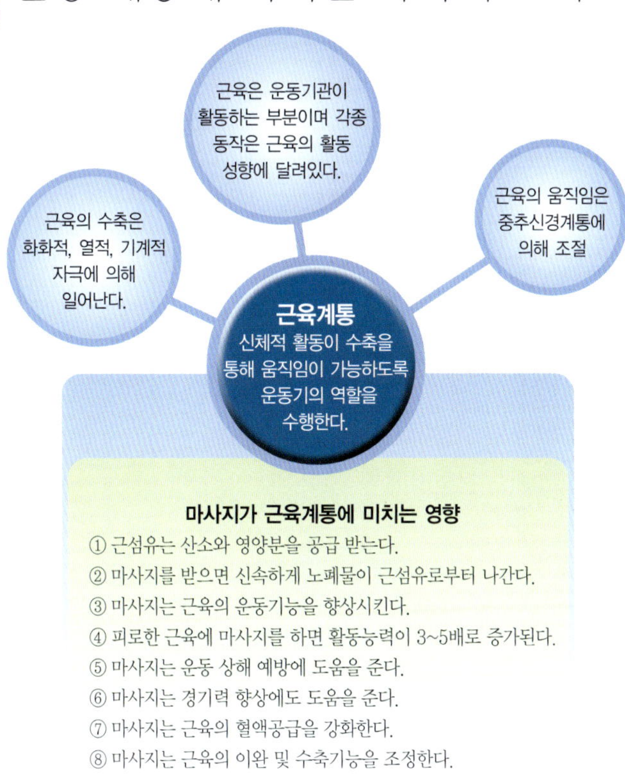

마사지는 피로를 해소하고 근육의 영양공급을 촉진한다. 생활마사지는 근육의 긴장을 풀어주고 피로를 해소한다. 혈액순환을 가속화하여 근육에 필요한 산소와 영양물질을 제때에 보충해주며 유산 등 신진대사물질의 흡수와 배출을 촉진하여 근육의 운동능력을 향상시킨다.

2 신경 계통에 미치는 마사지 효과

부분적 마사지는 주위 신경을 흥분시켜 전도와 반사작용을 가속화하여 내장의 활동력을 향상시킨다. 마사지는 심장·폐·위장 등의 기능을 개선한다.

인체의 모든 기능은 신경계통에 의해 조절된다.

신경계통의 기관전체의 생명 활동을 조절하고 전체 기관과 조직을 연결하고 그 기능을 조정한다.

신경계통은 뇌수·척수에서 만들어진 중추신경계통과 모든 신경섬유를 포함하는 말초신경 계통, 의식의 관할하에 있지 않는 자율신경계통 등 3개의 주요한 부분으로 구성되어 있다.

신경계의 특징은 자극을 지각하고 구심성 신경에서는 자극을 중추로 유도하며 원심성 신경에서는 자극을 여러 기관으로 전한다.

신경계통
외부의 자극을 받아들이거나 움직임의 명령을 내리고 전달하는 기능을 수행한다.

마사지가 신경에 미치는 효과

① 마사지는 흥분작용에 영향을 주고, 말초신경에 작용하며 대뇌 반구 피질을 중개하여 중추신경계통에 전달하는 작용을 한다.

② 마사지 기법 중 경찰법과 진동법은 진정 작용을 한다.

③ 마사지 기법 중 유념법과 수권고타법, 절타법, 박타법, 이중고타법은 자극을 불러 일으킨다.

④ 마사지는 육체 및 지적 노동 후 활력과 경쾌한 기분을 일으키고 직무만족 및 작업능률을 향상시킨다.

⑤ 마사지는 혈액을 촉진한다.

⑥ 단기 마사지는 기능을 높이고 장기 마사지는 기능을 각 퇴시킨다.

⑦ 마사지는 자율신경계통에 대해서는 반사작용을 나타낸다.

(육조영, 2010)

3 표피에 미치는 마사지 효과

마사지는 피부와 접촉하면서 피하 모세혈관을 확장시켜 온도가 올라가면서 선체 분비를 촉진하기 때문에 피부탄력을 강화시키고 피하지방 축적을 막아주는 효과가 있기 때문에 다이어트에 효과적이다.

또한 마사지는 피부의 영양공급을 촉진하고 각질과 주름을 제거하며 피부를 매끈하고 부드럽게 만든다.

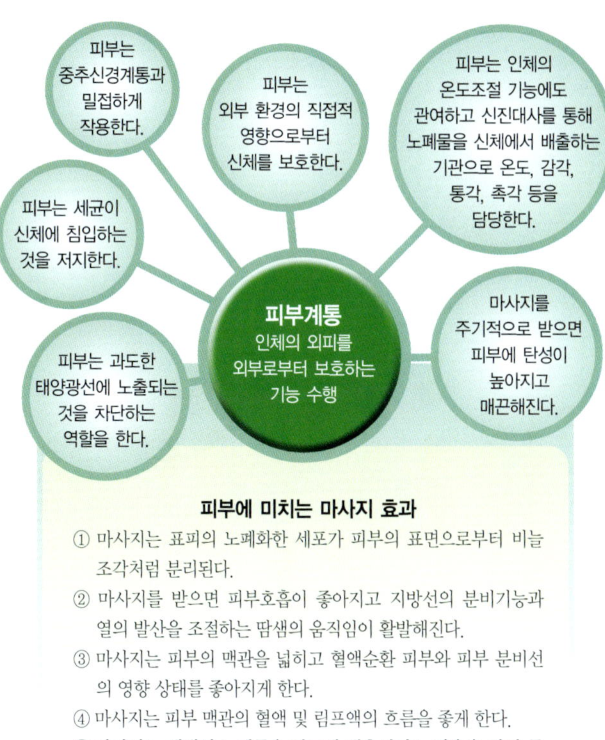

피부에 미치는 마사지 효과

① 마사지는 표피의 노폐화한 세포가 피부의 표면으로부터 비늘 조각처럼 분리된다.
② 마사지를 받으면 피부호흡이 좋아지고 지방선의 분비기능과 열의 발산을 조절하는 땀샘의 움직임이 활발해진다.
③ 마사지는 피부의 맥관을 넓히고 혈액순환 피부와 피부 분비선의 영향 상태를 좋아지게 한다.
④ 마사지는 피부 맥관의 혈액 및 림프액의 흐름을 좋게 한다.
⑤ 마사지는 체내의 노폐물을 빠르게 배출시키는 작용을 하며 물질 교환 과정을 현저하게 향상시킨다.
⑥ 피부근육의 긴장력을 높이고 피부를 매끈하고 부드럽게 한다.

(육조영, 2010)

4 혈액 계통에 미치는 마사지 효과

혈액 속의 노폐물을 방출하고 콜레스테롤을 낮춰준다.

마사지는 인체의 모세혈관을 확장시켜 혈액 순환을 개선한다. 또한 혈관의 노폐물을 방출하고 혈관 벽에 축적된 유해물질을 제거하며 혈관의 경화와 노화를 방지하고 혈관 벽의 탄성을 회복시켜준다. 또한 마사지는 피 흐름을 촉진시켜 콜레스테롤을 낮춰준다.

마사지가 혈액에 미치는 효과

① 혈액에 영양공급으로 촉진하고 혈액의 흐름을 원활히 한다.

② 마사지는 혈액의 흐름을 빠르게 하여 여러 기관에 산소와 각종 영양분을 보다 활발하게 공급한다.

③ 마사지는 체내로부터 노폐물이 보다 빨리 배출될 수 있도록 돕고 정체현상을 해소하며 각종 부종을 해소한다.

④ 마사지는 맥관을 강화하는 수단이다.

⑤ 마사지는 맥관 순환을 촉진하므로 자기 자신으로부터 정맥의 환류를 재촉하고 대순환의 동맥저하를 감소시킨다.

⑥ 신체조직의 액상 매체의 흐름을 촉진하고 산소를 원활하게 공급한다.

(육조영, 2010)

5 림프계통에 미치는 마사지 효과

림프 순환을 개선하고 수종 및 삼출물 등 병변물질의 흡수를 가속화하여 붓기와 위축을 제거하는 데 효과적이다.

그 외에도 마사지는 연골조직이 파손된 후 염증과 통증을 제거하는 데도 효과가 있다.

림프관은 정맥과 유사한 막을 가지고 있다.

림프액은 상부 방향과 심장 방향으로만 흐른다.

림프계는 림프 모세관, 림프관, 림프절로 구성되어 있다.

림프관은 독자적으로 통하고 있기 때문에 림프절 부분에서는 림프액의 후 측이 완만해진다.

큰 림프절은 관절 부위에 있다. 상지에는 액하림프절과 척골림프절이 있고 하지에는 슬와림프절과 서레림프절이 있으며 두부에는 하악림프절과 경림프절이 있다.

림프계통
림프계의 영양 공급의 수단이면서 노폐물의 배출을 담당한다.

마사지가 림프에 미치는 효과

① 림프액의 흐름을 강화하고 조직의 영양공급을 개선한다.

② 마사지는 림프관에 압력을 더해 림프액의 순환을 촉진시킨다.

③ 마사지는 고혈압, 비만, 당뇨병, 동백경화, 심혈관 질환이 있는 사람들에게로 널리 이용될 수 있는 최고의 수기요법이다.

④ 마사지는 림프액의 순환을 촉진시키는 작용을 하므로 육체노동, 지적노동에만 필요한 것이 아니고 좌업식 노동을 하는 사람, 특히 고개를 숙이거나 허리를 옆으로 틀고 앉는 사람들에게 꼭 필요한 요법이다.

⑤ 동통을 방지하고 림프류에 의한 전염을 방어한다.

⑥ 조직내의 세균을 차단한다.

(육조영, 2010)

6 동통에 미치는 마사지 효과

동통을 완화하고 근육의 경련을 해소한다.

홍콩 마사지는 세포막의 안정성을 강화하고 칼륨이온의 농도를 개변하여 통증을 완화하거나 해소한다. 뿐만 아니라 마사지는 근육의 긴장을 풀어주어 혈액순환을 촉진하고 양성순환을 형성하여 통증을 멈추게 한다.

7 면역력 계통에 미치는 마사지 효과

발병률을 낮추고 인체의 면역력을 향상시킨다.

마사지는 백혈구·적혈구·헤모글로빈을 증가시켜 림프액의 흐름을 강화하여 림프의 형성과 순환을 촉진하고 인체의 면역력과 저항력을 향상시켜 질병 예방에 효과적이다.

● 마사지 주요기능

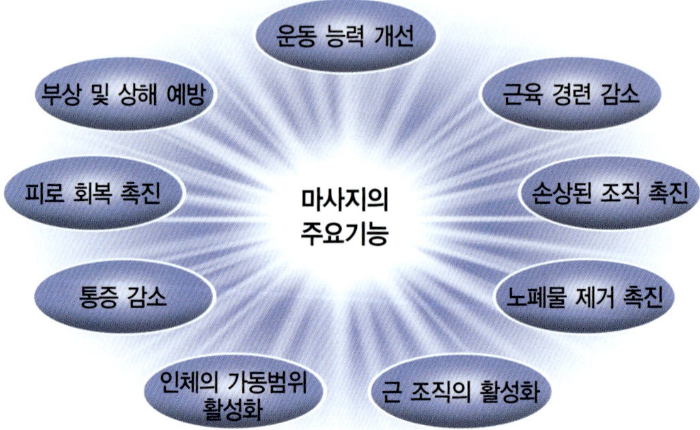

6. 마사지의 사용도구와 금기사항

스포츠마사지를 행할 때에 필요한 도구로는 침대, 수건, 오일 등이 있다. 이들 도구는 언제나 구비해 놓아야 한다. 마사지를 받는 사람(피시술자)과 행하는 사람(시술자)에게는 각각의 매너가 있다. 기본 매너를 지켜 불쾌한 일이 없도록 하자.

1) 침대

마사지는 신체의 여러 부위를 시술하기 때문에 높이 조절이 가능한 전용 침대가 편리하다. 침대 대신 팔걸이가 없는 소파, 바닥에서 행할 경우에는 스트레칭 매트 등도 사용할 수 있지만 쿠션감이 높으면 압박할 때 힘이 분산되기 때문에 주의해야 한다.

2) 수건

수건은 땀과 오일을 닦을 뿐만 아니라 둥글게 하여 무릎과 발목 아래에 받쳐두고 사용한다. 수건을 사용하면 대퇴와 하퇴 근육의 긴장을 풀어주는 마사지를 행하기 쉽게 된다. 게다가 상반신을 마사지 하는 경우는 하반신에 걸쳐 피부의 자극을 부드럽게 하기 때문에 환부에 수건을 대고 행하는 것이 좋다. 손을 닦는 수건보다는 큰 목욕수건을 두세 장 정도 준비하는 것이 좋다.

3) 오일

피부와 손바닥의 사이에 마찰을 줄이기 때문에 오일을 사용하는 경우가 있다. 용도와 취향에 따라 다양한 종류의 오일이나 파우더를 사용한다. 끈적끈적한 것이 싫은 사람은 파우더를 사용하고 등이나 대퇴 등 넓은 부위의 밀착성을 높이는 사람은 오일을 사용하면 좋다.

파우더는 테이핑을 떼어낸 후 사용하면 피부의 보호에도 도움이 된다. 파우더는 한쪽 손에 적당량을 담아 부위에 남는 부분 없이 골고루 넓혀가면서 바른다.

Section
2

생활마사지의 시술법 Ⅰ

1. 시작기법

1 요배부 경찰법

▶**효과** 허리와 등이 쑤시고 아픈 증상을 예방하고 치료한다.

▶**시술부위** 요배부

▶**시술방법** 피시술자는 엎드린 자세이고 시술자는 그 옆에 서서 양 손
바닥을 척주 양측에 놓고 등 가운데부터 서로 반대방향으로
여러 번 문지른다(경찰법).

▶**point** 양손을 상반된 방향으로 놓고 가볍게 시술해야 한다.

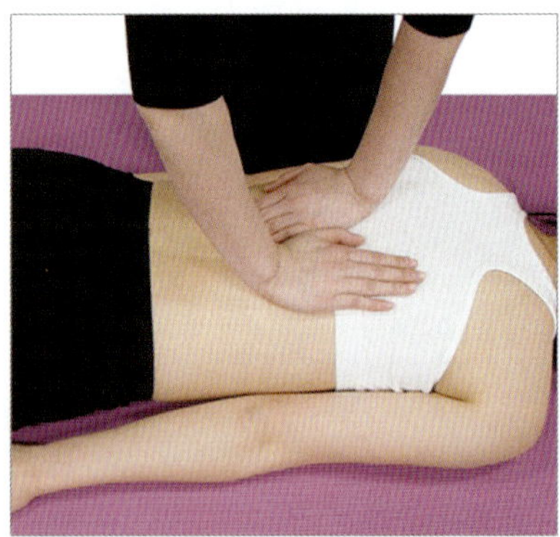

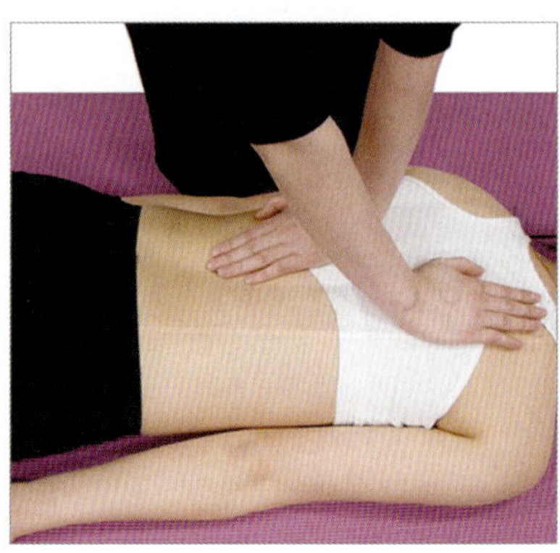
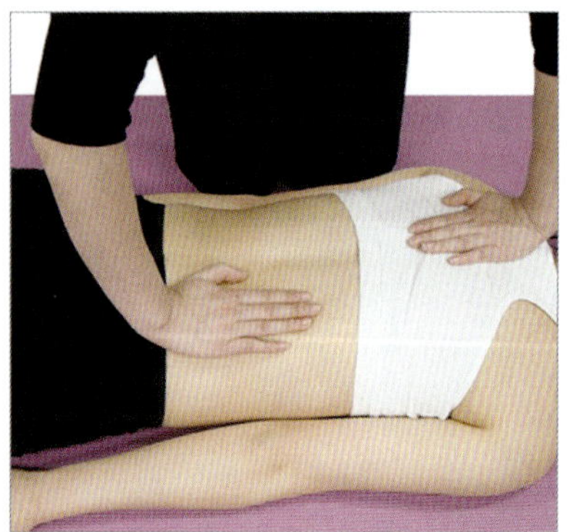

2 견요둔부 상하 추압법

▶효과 견주염과 섬유조직염 등을
　　예방하고 치료한다.

▶시술부위 요배둔부

▶시술방법 피시술자는 엎드린 자
　　세이고 시술자는 양 손
　　바닥을 등 가운데 양측
　　에 따로 놓고 상반된 방
　　향으로 경찰하면서 한
　　쪽 어깨와 맞은쪽 둔부
　　까지 누르며 쓰다듬는
　　다.

▶point 천천히 힘있게 누르면서
　　쓰다듬는다.

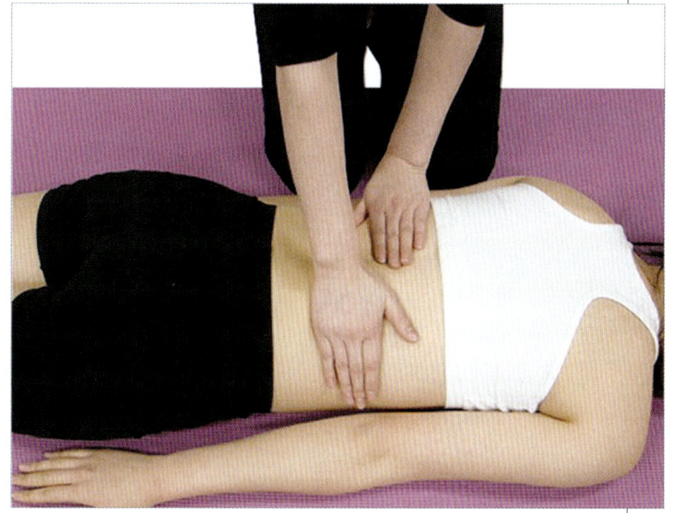

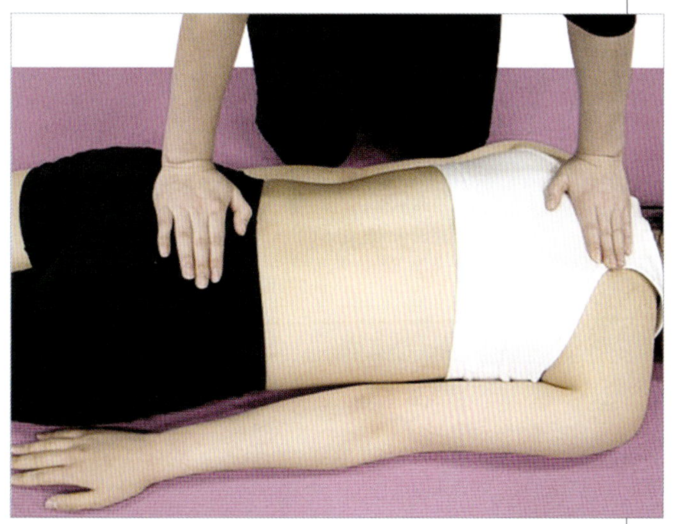

3 족저 압박법

▶**효과** 탄력있는 근육을 유지시켜주며 골격 및 하지통증을 예방하고
치료한다.

▶**시술부위** 발, 미저골

▶**시술방법** 시술자는 한손을 피시술자의 미저골에 대고 다른 손으로
족근까지 압박한다. 발끝은 안쪽으로 향하고 족근은 바깥
쪽으로 향한다.

▶**point** 왼손은 미저골에 대고 오른손으로 둔부에서부터 족근까지 압
박하는데 족근을 누른 후 신속하게 손을 거두어야 한다.

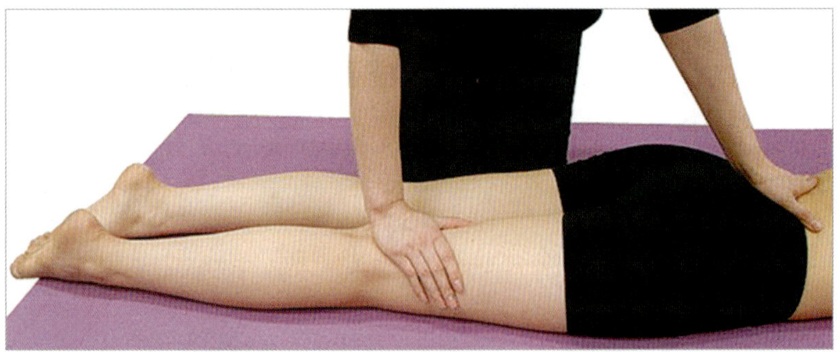

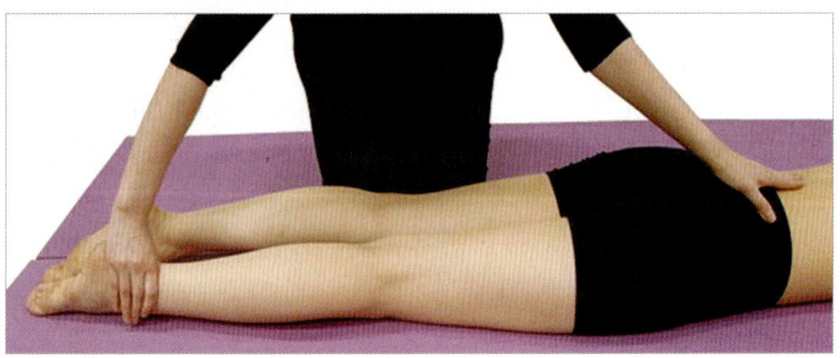

4 등부 압박법

▶**효과** 경추병, 배근 손상, 늑간신경통, 심계항진증, 기침, 복통 등을 예방하고 치료
한다.

▶**시술부위** 배부

▶**시술방법** 시술자는 피시술자의 머리를 마주하고 서서 손바닥을 포개어 배부를 눌
렀다 튕겼다를 반복한다.

▶**point** 피시술자의 호흡에 맞추어 자극한다.

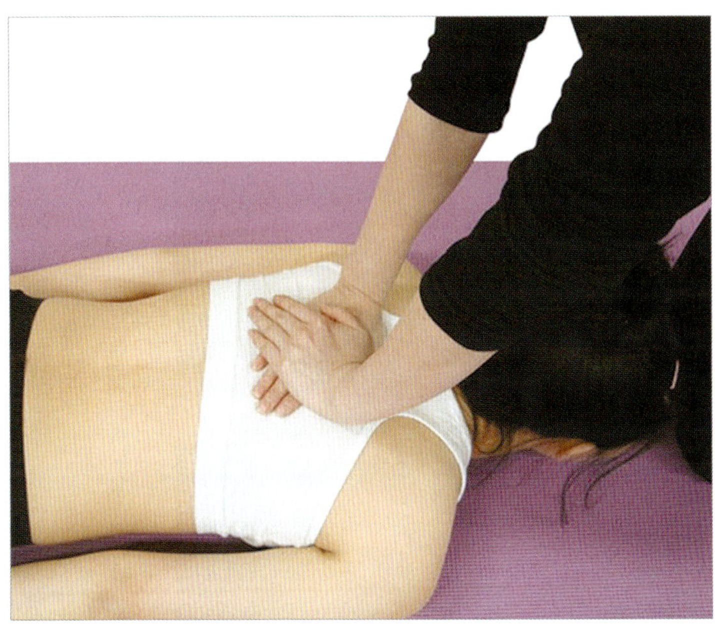

2. 경견부 마사지

1 견갑내측 지두 · 수배 압박법

▶**효과** 견비통, 심계항진증, 흉민, 흉통, 위하수 등을 예방하고 치료한다.

▶**시술부위** 견갑골 내측

▶**시술방법** 시술자는 엎드린 자세이고 시술자는 양 엄지손가락으로 견갑골 밑에 흉추와 평행되는 부위부터 견갑골내측 압박한 다음 견갑골 위의 추골 사이를 눌러준다.

▶**point** 엄지손가락을 펴서 눌러주어야 한다.

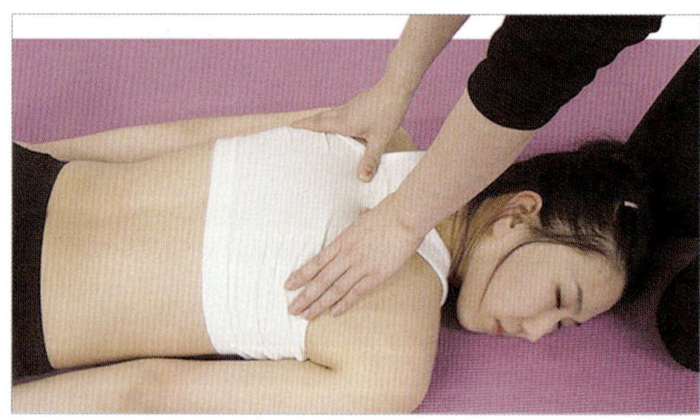

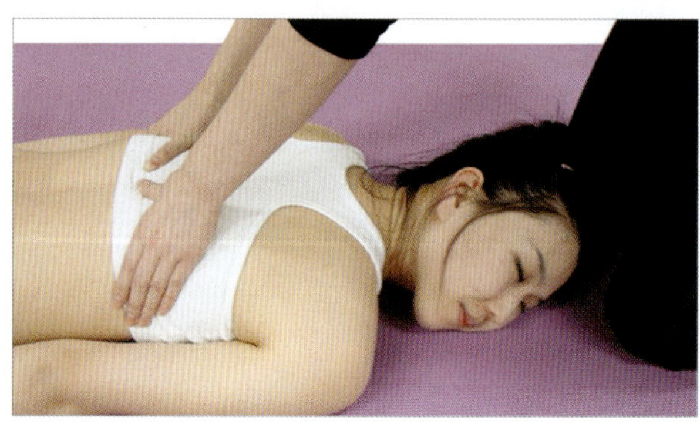

2 경근 지두압박법

▶**효과** 경추병, 배근 손상을 예방하고 치료한다.

▶**시술부위** 경근부

▶**시술방법** 피시술자는 엎드린 자세이고 시술자는 마주서서 양 엄지손가락으로 경근
을 1~3분간 압박한다.

▶**point** 부드럽게 시술한다.

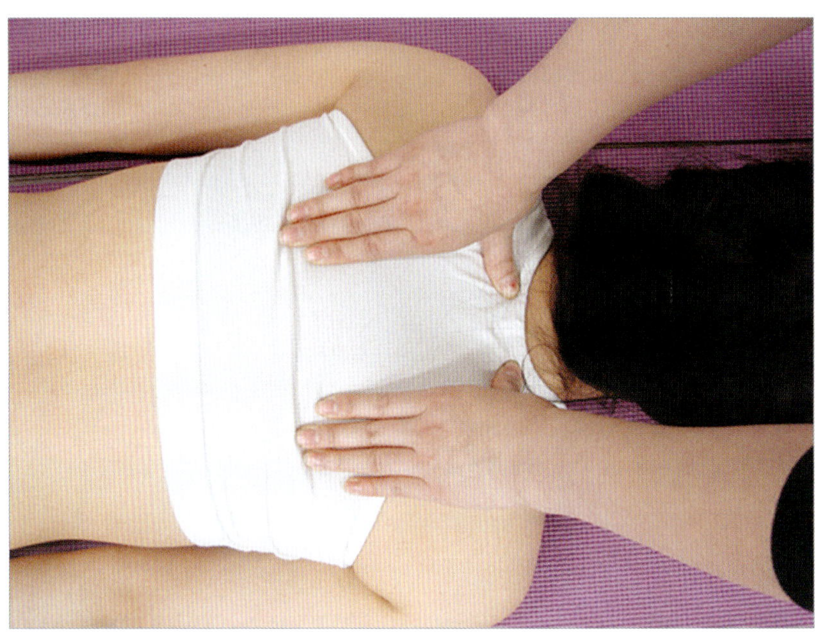

3 결분 모지두 압박법

▶효과 상지마비, 경추병, 견주염, 두통, 뇌졸중 후유증 등을 예방하고 치료한다.

▶시술방법 피시술자는 엎드린 자세이고 시술자는 양 엄지손가락으로 결분혈을 1~3분간 지압한다.

▶point 혈을 잘 찾아 시술 부위가 저리고 아픈 감을 느끼게 한다.

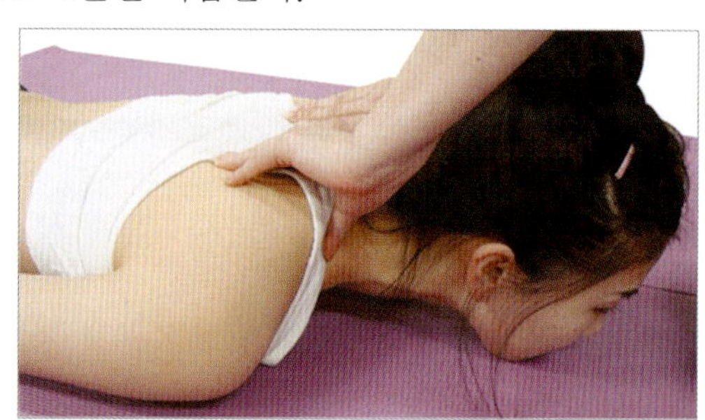

4 견근 압박법

▶효과 경추병, 견주염, 배부손상 등을 예방하고 치료한다.

▶시술부위 견부

▶시술방법 아래와 같은 자세에서 양 엄지손가락으로 어깨 대근을 압박한다.

▶point 어깨 근육의 가운데를 압박하며 눌렀다가 빠르게 튕겨준다.

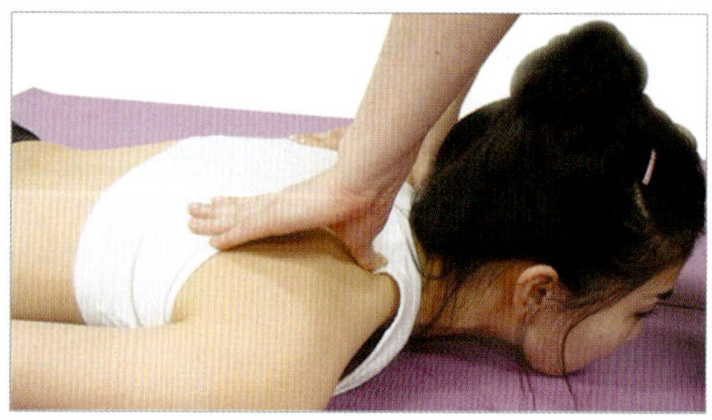

5 경측 압유법

▶**효과** 경추병, 락침 감기, 고혈압, 두통 등을 예방하고 치료한다.

▶**시술부위** 경부

▶**시술방법** 아래와 같은 자세에서 한 손 또는 양 엄지손가락 지복으로 목 양측 근육을 머리 쪽으로 눌러준다.

▶**point** 부드럽게 시술한다.

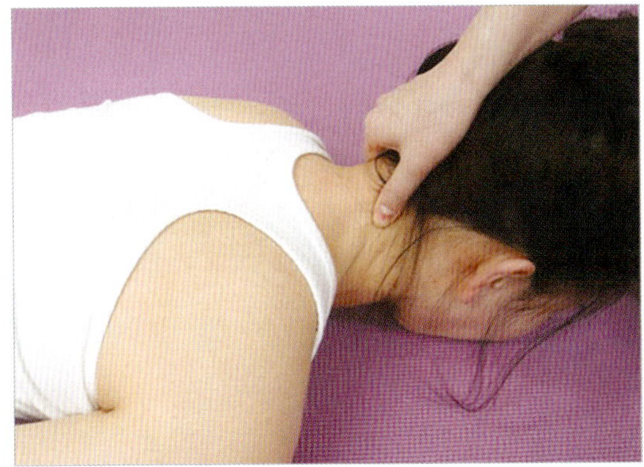

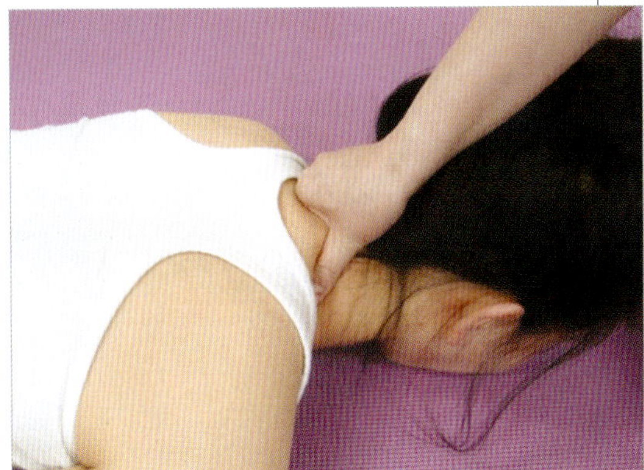

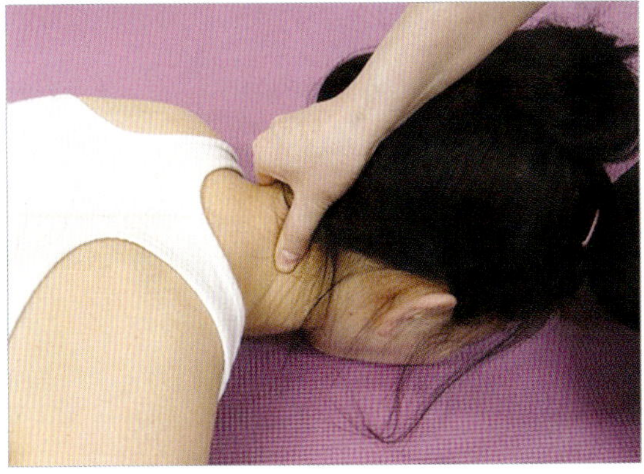

3. 후두부 마사지

1 후두부 압박법

▶**효과** 어지럼증과 두통, 발열, 목 통증, 심계항진증, 불면증, 건망증 등
을 예방하고 치료한다.

▶**시술부위** 후두, 경부

▶**시술방법** 피시술자는 엎드린 자세이고 시술자는 마주 서서 양 엄지손
가락 지첨을 후발계(머리와 목이 연결된 곳)에 마주 대고 양
쪽으로 풍지(風池), 완골(完骨), 예풍혈(例風穴) 뒤쪽, 귀 뒤쪽을
오가면서 점압한다.

▶**point** 혈을 잘 찾아 부드러우면서도 적당히 압을 넣어야 한다.

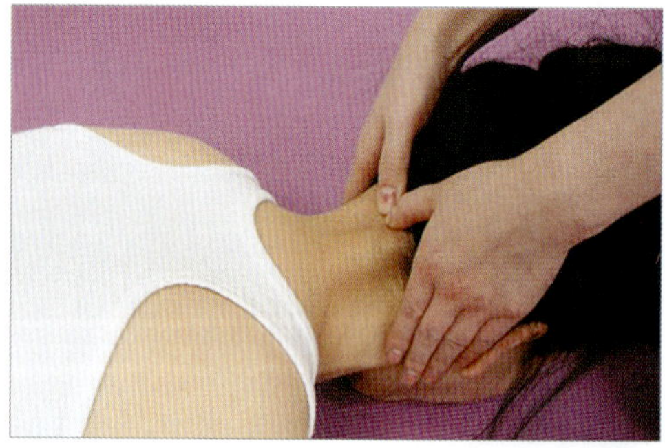

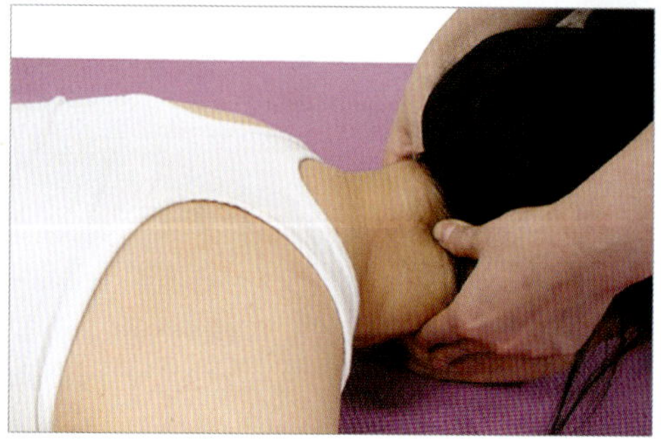

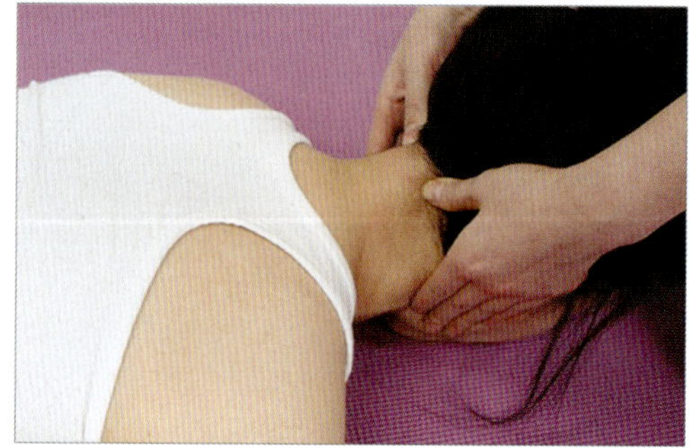

2 후정 중앙선 모지두 압박법

▶효과 감기, 두통, 귀울림, 귀가 들리지 않는 증상을 예방하고 치료한다.

▶시술부위 후두부

▶시술방법 시술자는 양 엄지손가락의 지첨을 마주 대고 후두부 정중앙선을 따라 외후두의 융기된 부위부터 두정까지 손가락 하나 간격으로 지압한다.

▶point 강압법으로 오래 지압한다.

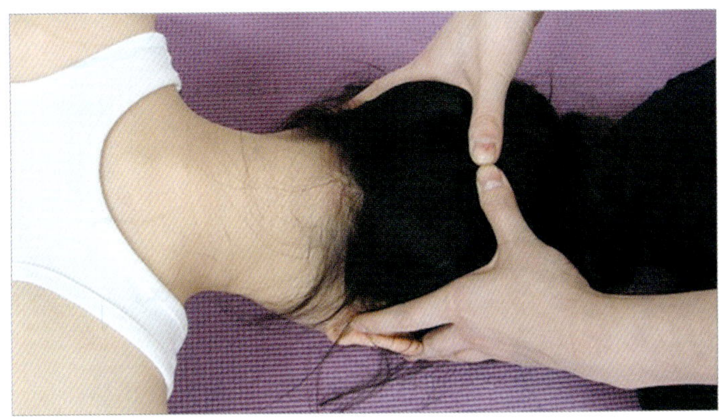

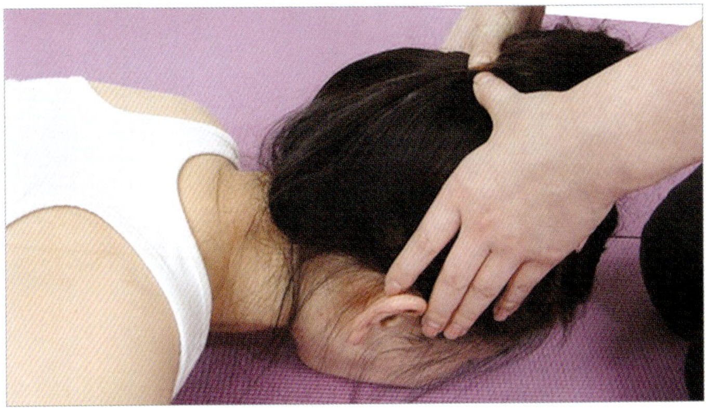

3 후두 양측 모지두 압박법

▶**효과** 감기, 귀울림, 난청 등을 예방하고 치료한다.

▶**시술부위** 후두부

▶**시술방법** 피시술자는 엎드린 자세이고 시술자는 마주서서 양 엄지 손가락 끝을 마주 대고 후두 정중앙선에서 바깥으로 두 손가락 너비 되는 후발계 부위부터 귀 끝까지 위로 올라가면서 손가락 하나 간격으로 양쪽을 한 번씩 지압한다.

▶**point** 지압의 위치는 양쪽이 동일해야 하며 힘은 고르게 써야 한다.

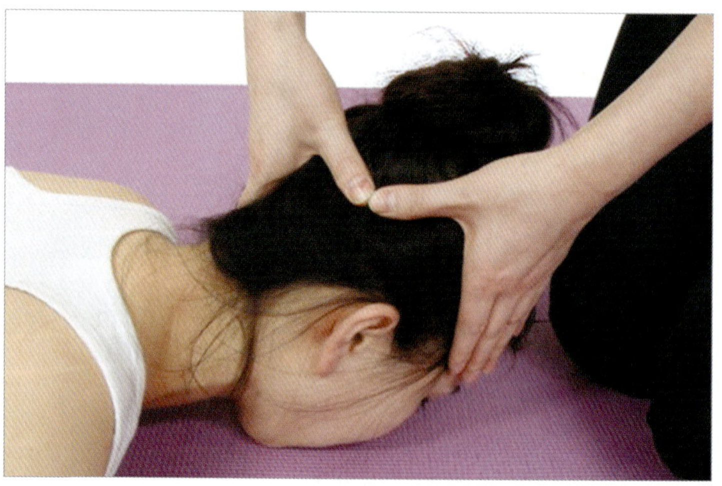

4 후두부 지두경찰법

▶**효과** 두피 통증, 어지럼증, 고혈압 등을 예방하고 치료한다.

▶**시술부위** 두부 전체

▶**시술방법** 피시술자는 엎드린 자세이고 시술자는 마주서서 손가락을 굽혔다 폈다
반복하면서 두피를 반대방향으로 빗질하듯 쓰다듬는다.

▶**point** 머리 구석구석을 쓰다듬는다.

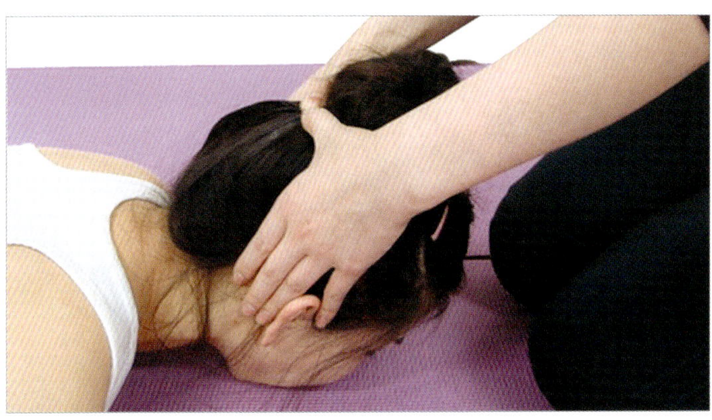

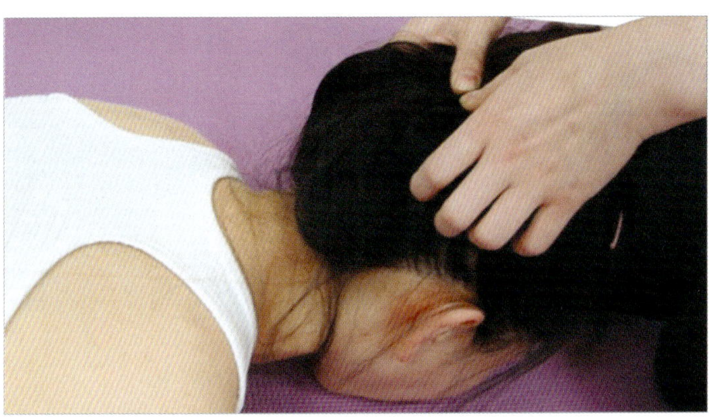

5 모발 견인법

▶효과 간, 신장이 허약하여 생기는 어지럼증, 귀울림, 신경쇠약 등을 예방하고 치료한다.

▶시술부위 머리카락

▶시술방법 피시술자는 엎드린 자세이고 시술자는 마주서서 손가락으로 머리카락을 위로 잡아당겼다가 순간적으로 놓아준다.

▶point 머리카락 뿌리부분을 너무 강하게 당기지 말고 적당히 힘을 조절한다.

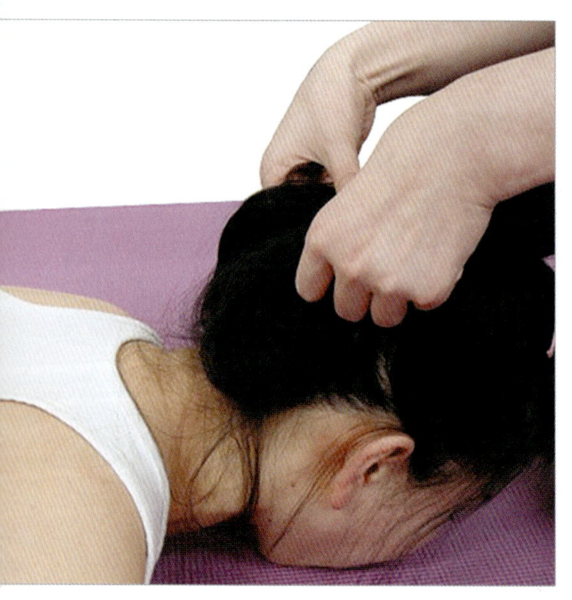
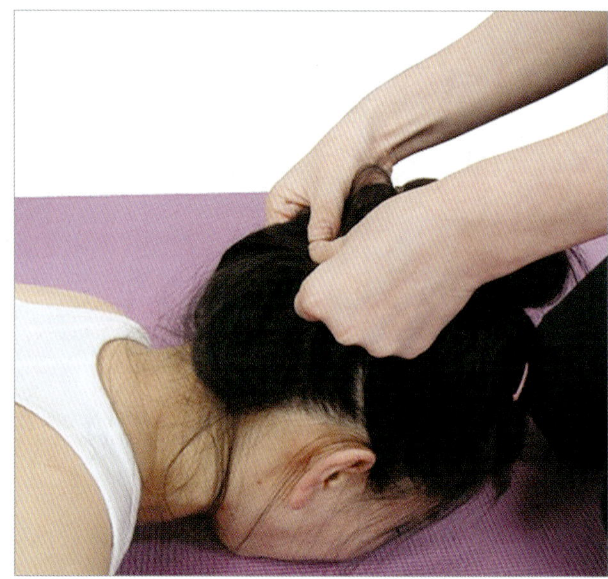

6 두부 타법

▶**효과** 피로해소, 두통, 감기를 예방하고 치료한다.

▶**시술부위** 두부

▶**시술방법** 피시술자는 엎드린 자세이고 시술자는 마주서서 양 소지와 무명지를 교차하여 끼고 나머지 손가락은 마주대고 식지와 중지 사이를 벌려 정중앙 선과 후두 양쪽을 리듬있게 두드린다.

▶**point** 손목을 느슨하게 풀어서 두드리며 맑은 소리가 나게 한다.

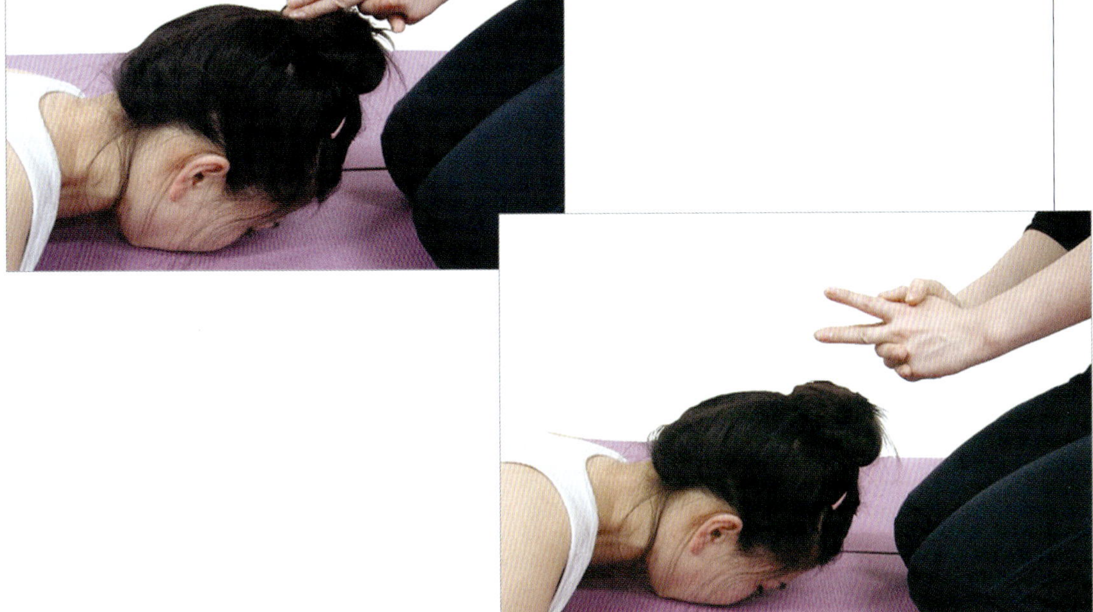

4. 배부 마사지

1 견갑골 압박법

▶**효과** 견갑통, 위하수 등을 예방하고 치료한다.

▶**시술부위** 배부

▶**시술방법** 피시술자는 엎드린 자세이고 시술자는 옆에 서서 양 엄지손가락 지첨으로 견갑골내측과 척주 사이를 지압한다. 정중앙점에 양 엄지손가락을 모아서 지압하고 다시 양측을 절반으로 나누어 지압하고 다시 절반으로 나누어 지압한다.

▶**point** 시술 부위를 정확히 찾아 적절한 압을 넣어야 한다.

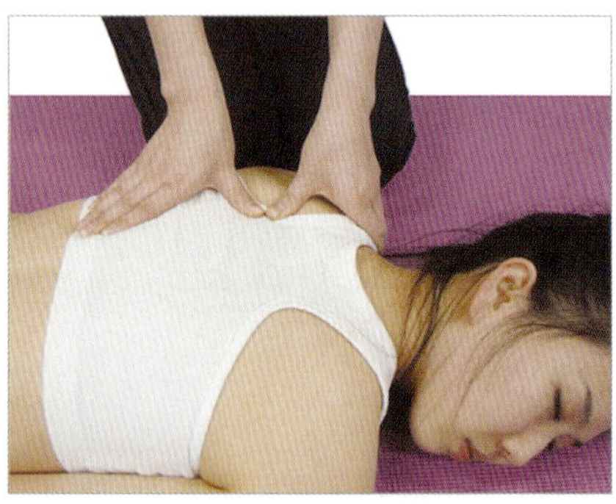

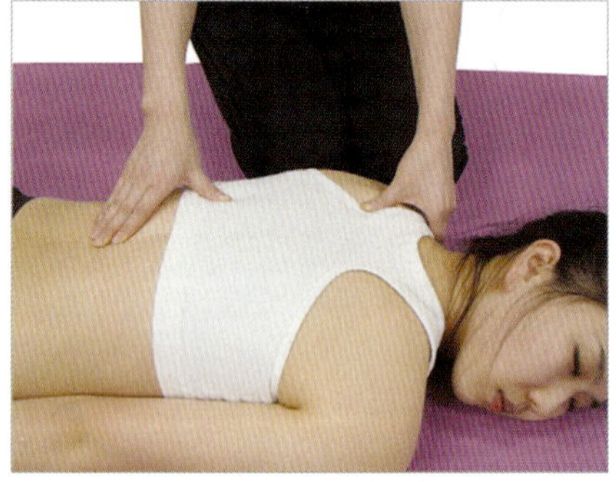

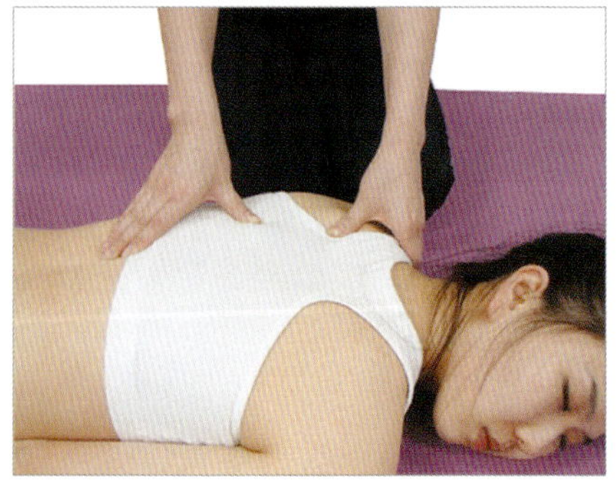

2 견갑강 압박법

▶**효과** 견갑배부 통증을 예방하고 치료한다.

▶**시술부위** 견갑강 아래 움푹 들어간 곳

▶**시술방법** 엎드린 자세에서 시술자는 옆에 서서 한 엄지손가락으로 견갑강 아래 움
푹 들어간 부위를 점압하고 반대쪽도 같은 기법으로 시술한다.

▶**point** 이 부위는 민감하기 때문에 경압법을 사용한다.

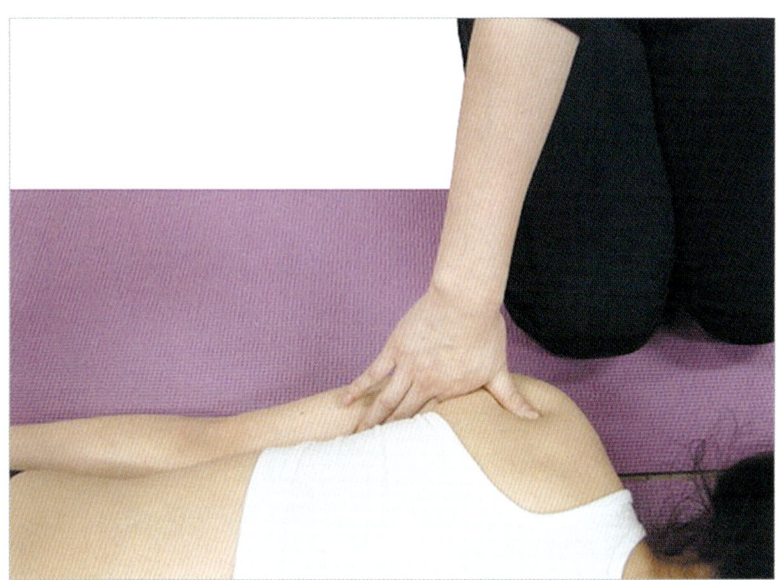

3 견갑 유념법

▶**효과** 견갑 배부 통증, 배부 연조직 손상 등을 예방하고 치료한다.

▶**시술부위** 견갑골

▶**시술방법** 시술자는 한 손 또는 양 손바닥으로 견갑부를 유념하여
견갑 주변의 근육을 풀어준다.

▶**point** 부드럽고 유연성 있게 시술한다.

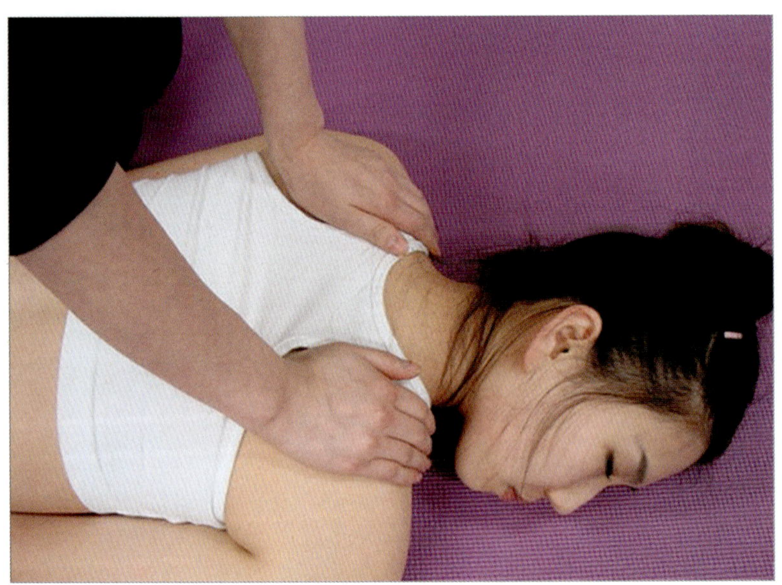

4 척주 기립근 압박법

▶효과 감기로 인한 발열, 늑간신경통, 경추병, 배부 근육의 손상 등을 치료한다.

▶시술부위 배부

▶시술방법 피시술자는 엎드린 자세이고 시술자는 머리를 마주 하고 서서 양 손바닥
을 척주 양측에 놓고 내려가면서 압박한다.

▶point 양손은 힘을 고르게 써야 한다.

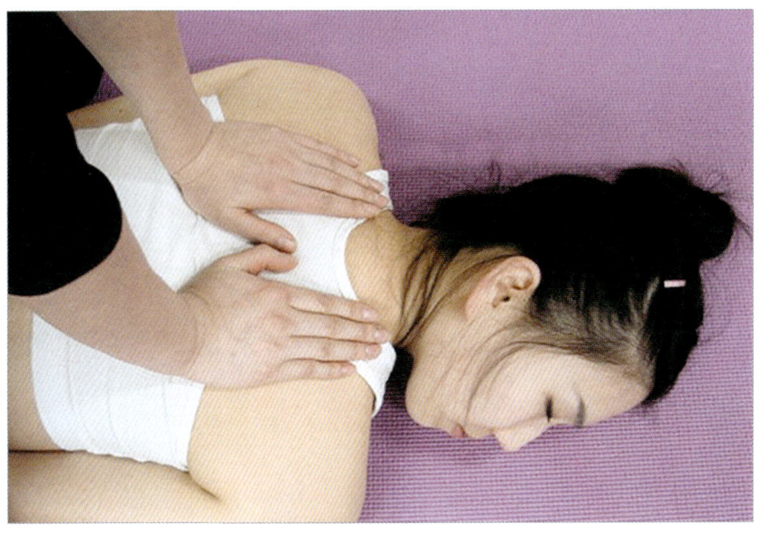

5. 상지부 마사지

1 상박내측 압박법

▶**효과** 견관절 주위 염증, 경추병, 상박통, 천식, 불면증 등을 치료한다.

▶**시술부위** 상박

▶**시술방법** 피시술자는 앉은 상태 또는 옆으로 누운 상태이고 시술자는
옆에 서서 양 엄지손가락을 모아서 위팔 안쪽에 놓고 겨드랑
이 밑부터 팔꿈치까지 지압한다.

▶**point** 부드럽게 천천히 시술한다.

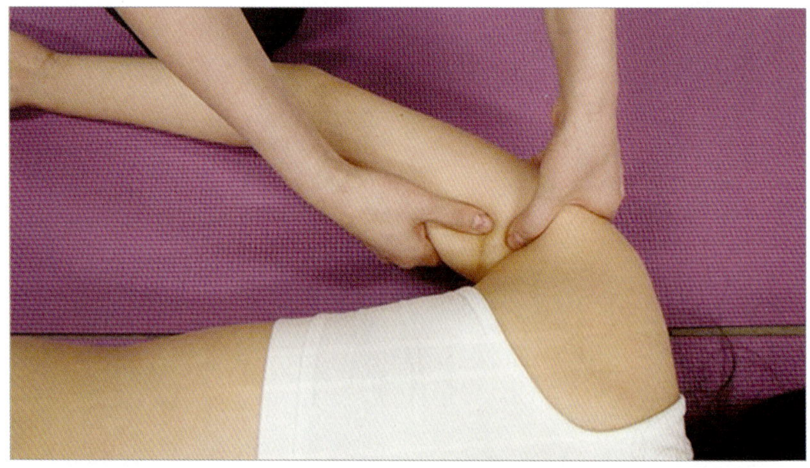

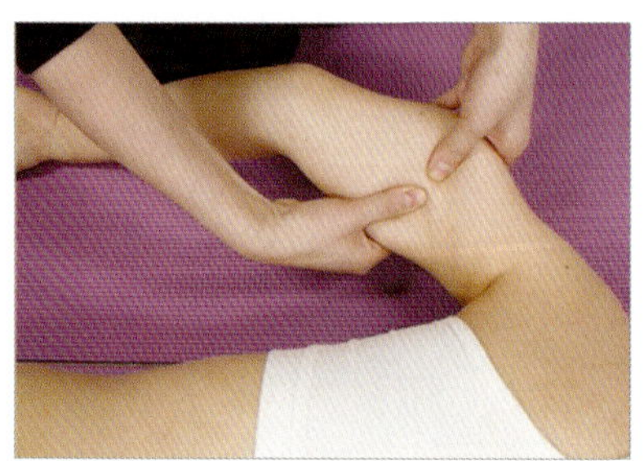

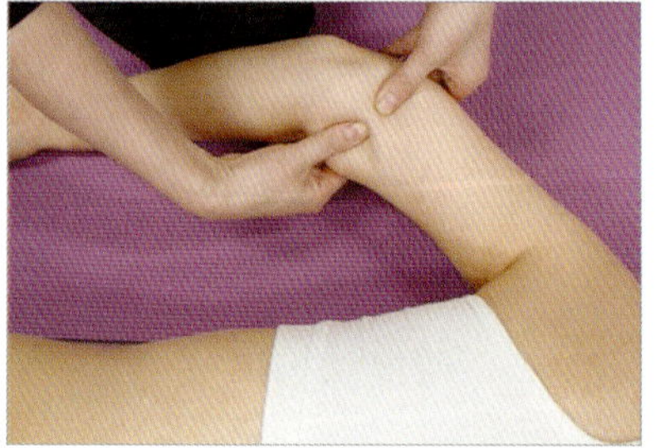

2 전완 압박법

▶**효과** 팔의 통증, 천식, 불면증 등을 치료한다.

▶**시술부위** 팔뚝

▶**시술방법** 피시술자는 앉은 자세 또는 엎드린 자세이고 시술자는 옆에 서서 팔꿈치 부터 손목까지 양 엄지손가락을 모아서 서로 번갈아가면서 팔뚝 근건을 눌러서 손가락이 굽게 한다.

▶**point** 양 엄지손가락을 서로 번갈아가면서 지압하며 압을 적당하게 넣어야 한다.

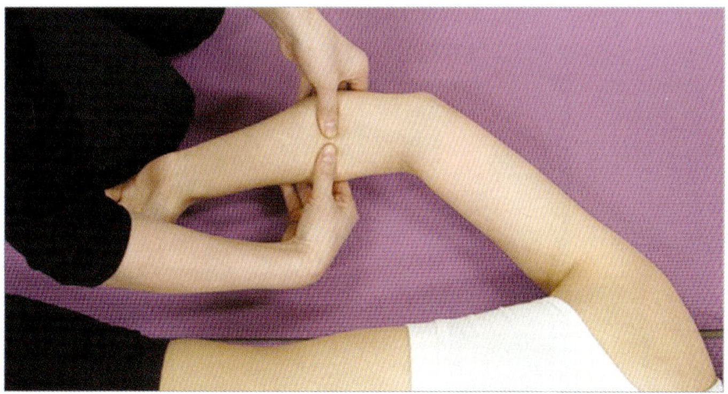

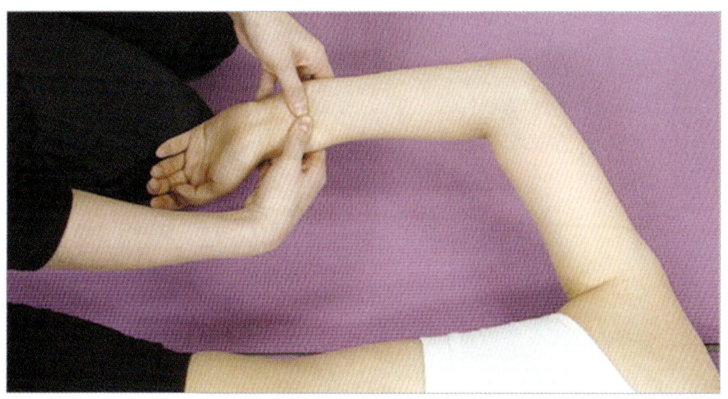

3 손바닥 압박법

▶효과 심계항진, 건망증, 불면다몽증, 흉협통, 위통 등을 치료
▶시술부위 손
▶시술방법 피시술자는 앉은 상태 또는 엎드린 상태이고 손바닥을 위로 향한다. 시술자는 양 엄지손가락을 모아서 장근에 놓고 나머지 손가락은 손등을 잡아 고정한다. 장근부터 장심까지 압박한다.
▶point 추압기법을 같이 사용한다.

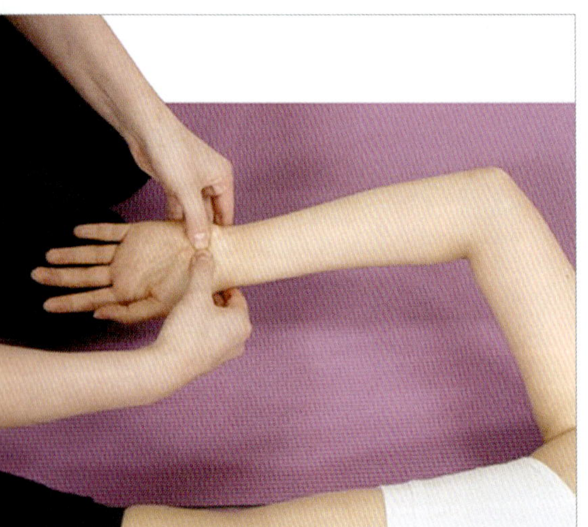 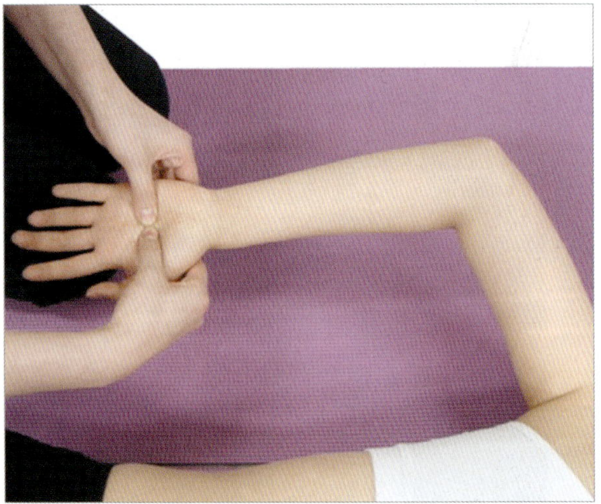

6. 배요저부 마사지

1 미저골 상부 압박법

▶**효과** 요통, 요저부 통증, 남성 성기능 장애, 산부인과 질병 등을 예방하고 치료한다.

▶**시술부위** 미저골 위쪽

▶**시술방법** 피시술자는 엎드린 자세이고 시술자는 옆에 무릎 꿇고 앉거나 서서 양 엄지
손가락으로 미저골 위쪽을 지압한다.

▶**point** 천천히 압을 넣는다.

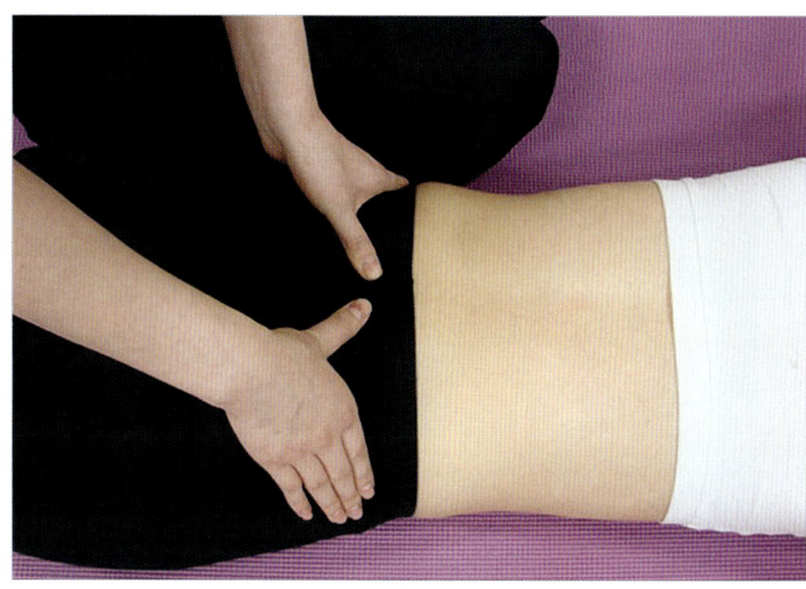

2 요추 압박법

▶**효과** 허리가 냉하고 아픈 증상, 요추간판 돌출증, 허리근육손상, 남
　　성 성기능 저하, 월경불순, 생리통, 폐경, 골반내염, 수란관염
　　등을 예방하고 치료한다.

▶**시술부위** 허리

▶**시술방법** 시술자는 무릎 꿇고 앉거나 옆에 서서 양 엄지손가락으로
　　허리를 지압한다.

▶**point** 몸을 앞으로 기울여 강한 압을 오래 주어야 한다.

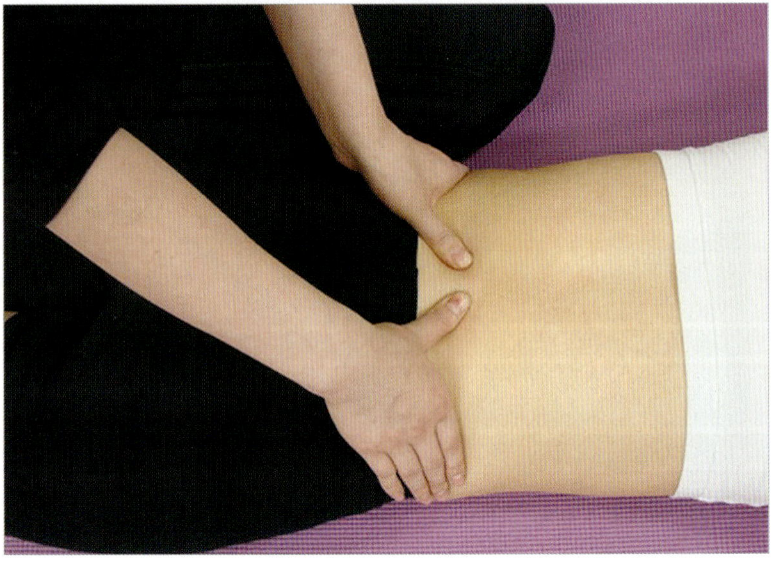

3 척추기립근 압박법

▶**효과** 경추병, 배부 근육 손상, 늑간 신경통, 심계 항진, 기침, 위통 등을 예방하고 치료한다.

▶**시술부위** 배부

▶**시술방법** 시술자는 옆에 무릎을 꿇고 앉거나 서서 양손을 벌려 엄지손가락으로 척주 양측을 견갑골 하각부터 밑으로 내려오면서 차례로 압박한다.

▶**point** 피시술자의 배부 연조직이 손상되지 않도록 천천히 적당한 압을 넣어야 한다.

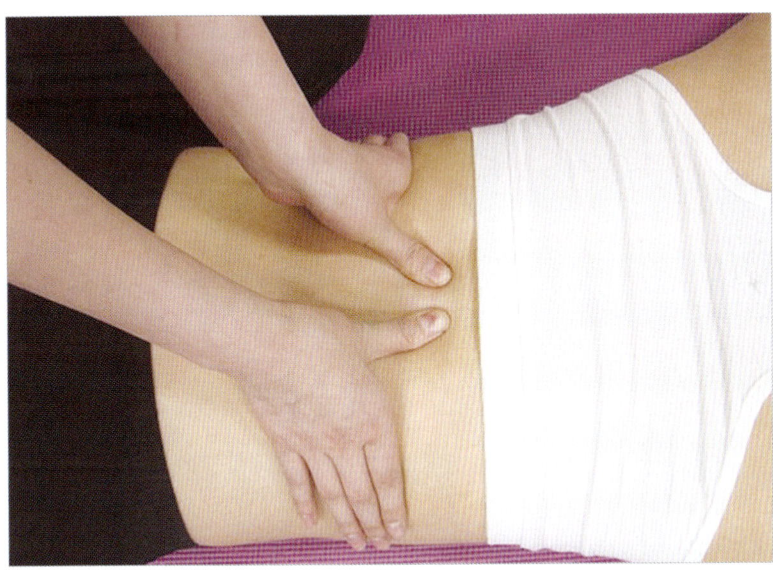

7. 하지부 마사지

1 대둔부상부 압박법

▶**효과** 요추간판 돌출증, 둔부근육손상, 요추탈골, 허리 디스크, 불면증,
건망증, 두통, 현기증 등을 예방하고 치료한다.

▶**시술부위** 둔부

▶**시술방법** 시술자는 옆에 서서 양 엄지손가락을 모아서 둔부 양쪽 윗부
분 움푹 들어간 곳을 차례로 지압한다.

▶**point** 시술 부위를 정확히 찾아서 적당한 압으로 마사지한다.

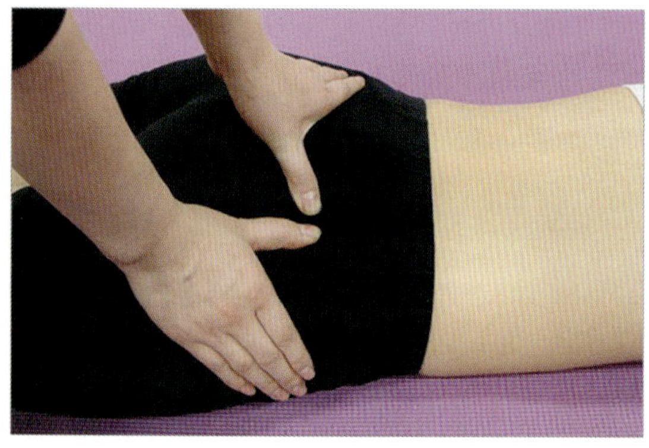
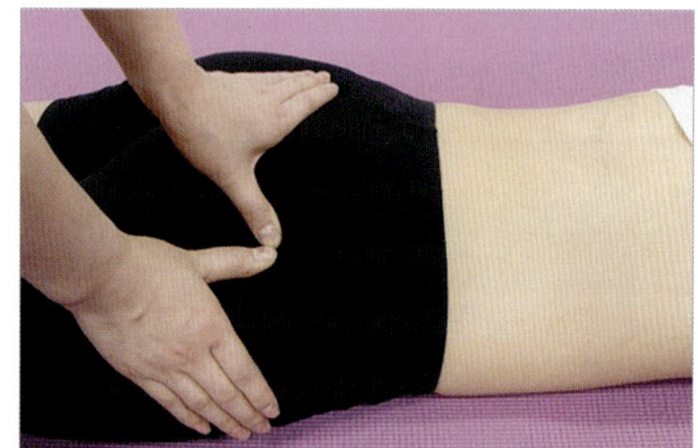
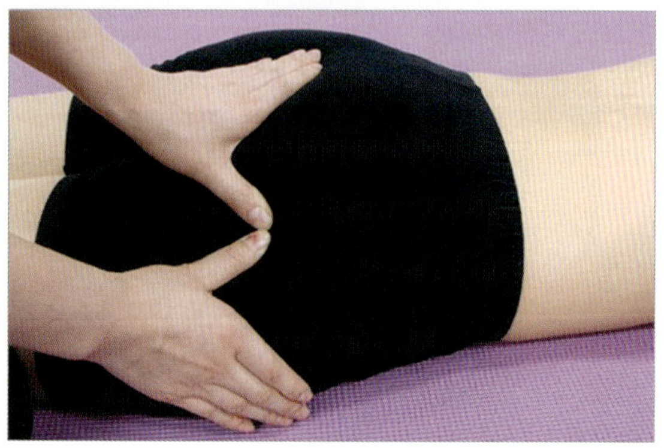

2 대퇴부 압박법

▶**효과** 요추간판 돌출증, 허리 디스크, 반신불수, 편두통 등을 예방하고 치료한다.

▶**시술부위** 대퇴

▶**시술방법** 피시술자는 엎드린 자세에서 시술할 다리를 바깥쪽으로 굽힌다. 시술자
는 양 엄지손가락을 마주 대고 대퇴외측으로부터 차례로 내려오면서 지
압한다.

▶**point** 부드럽게 천천히 압박한다.

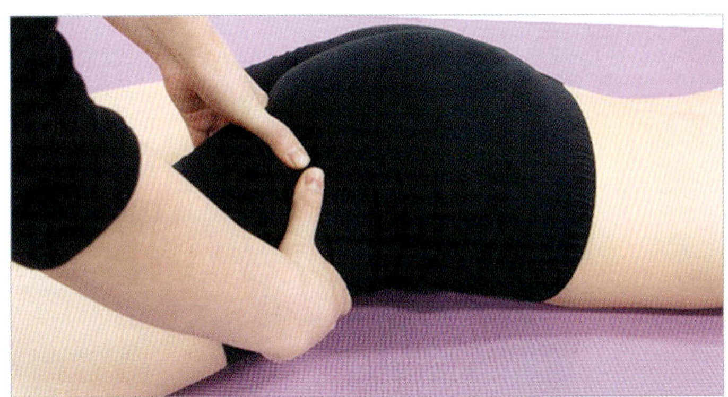

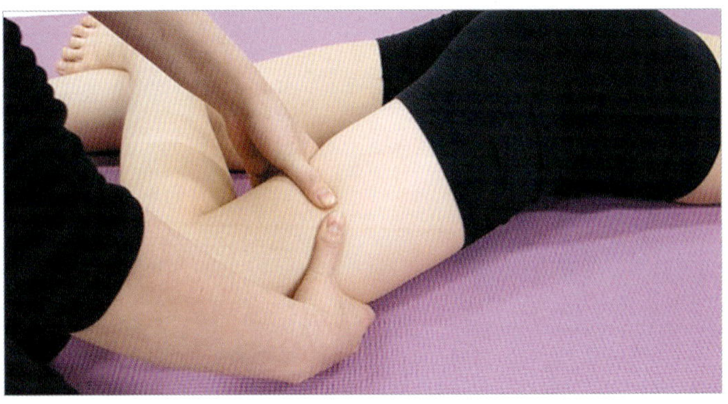

3 비장근 압박법

▶**효과** 요추간판 돌출증, 허리디스크, 좌골신경통, 반신불수, 하지근
　　　육위축, 풍습으로 인한 마비, 기역(氣逆)으로 인한 두통 등을
　　　예방하고 치료한다.

▶**시술부위** 아랫다리

▶**시술방법** 시술자는 양 엄지손가락을 마주 대고 종아리 외측에 있는
　　　경골, 종아리뼈 사이의 틈을 따라 내려오면서 차례로 안
　　　압한다.

▶**point** 시술 부위를 정확히 찾아서 강압법으로 마사지한다.

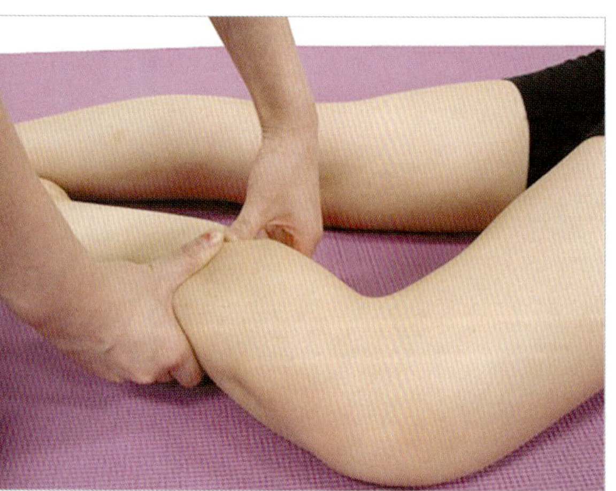 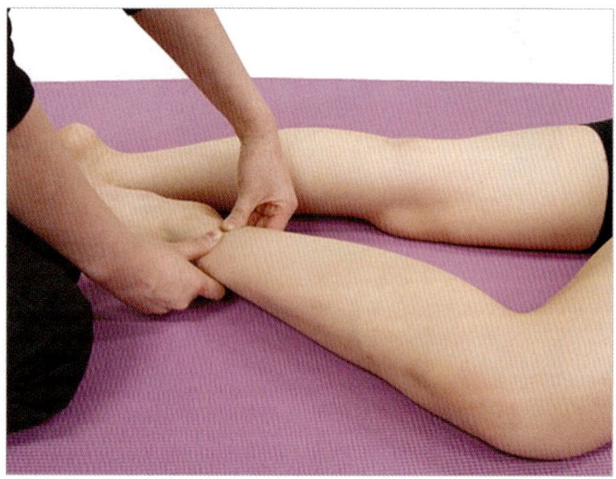

4 대퇴후두부 압박법

▶**효과** 반신불수, 요추간판 돌출증, 풍습 마비증, 허리근육 손상, 두통, 현기증, 목덜미가 뻣뻣한 증상을 예방하고 치료한다.

▶**시술부위** 대퇴부

▶**시술방법** 피시술자는 엎드린 자세이고 시술자는 양 엄지손가락을 마주 대고 대퇴 뒤쪽 엉덩이의 가로무늬 부위부터 오금까지 차례로 내려오면서 압박한다.

▶**point** 피시술자가 견딜 수 있는 한도로 강하게 자극한다.

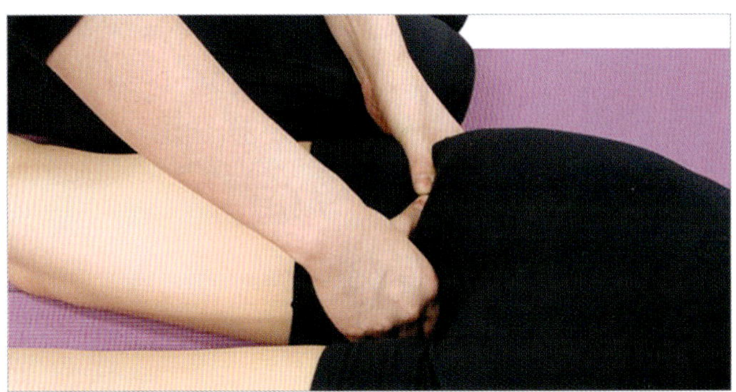

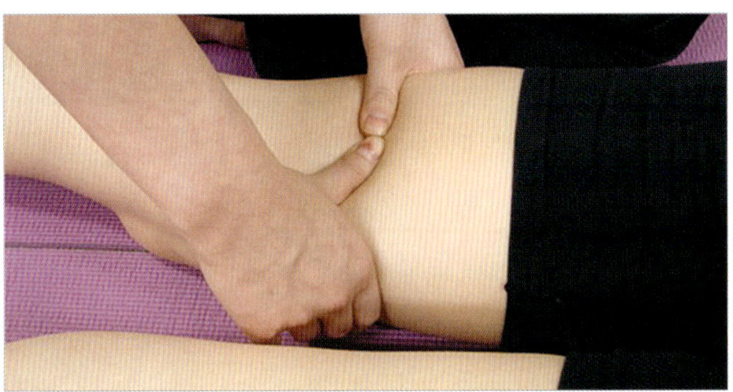

5 오금 유념 압박법

▶**효과** 요추간판 돌출증, 좌골 신경통, 반신불수, 무릎관절 종통 등을 예방하고 치료한다.

▶**시술부위** 무릎 뒤쪽

▶**시술방법** 피시술자는 엎드린 자세이고 시술자는 옆에 서서 한 엄지 손가락으로 오금 가운데를 지압한 다음 천천히 주물러준다.

▶**point** 경압법을 사용한다.

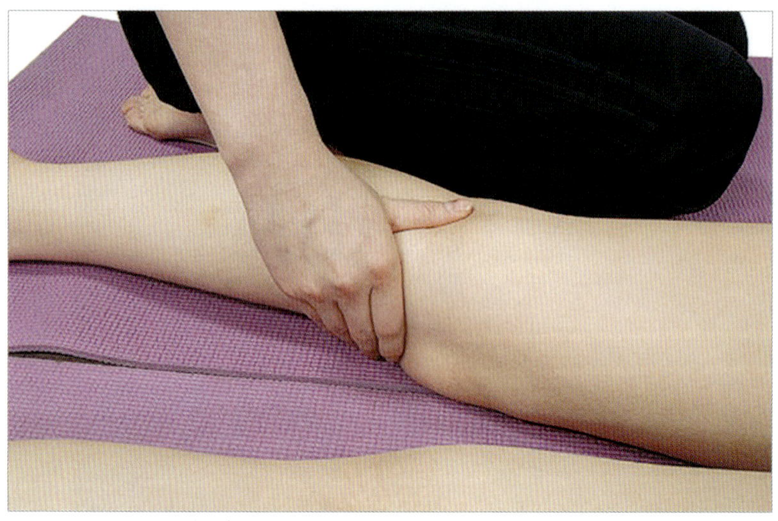

6 하지장 모지두 압박법

▶**효과** 요추간판 돌출증, 근육경련, 반신불수, 현기증, 위통, 구토, 월경불순, 치질 등을 예방하고 치료한다.

▶**시술부위** 아랫다리

▶**시술방법** 피시술자는 엎드린 자세이고 시술자는 옆에 서서 양 엄지손가락을 마주 대고 아랫다리 뒤쪽을 위에서부터 차례로 안압한다.

▶**point** 경압법으로 부드럽게 시술한다.

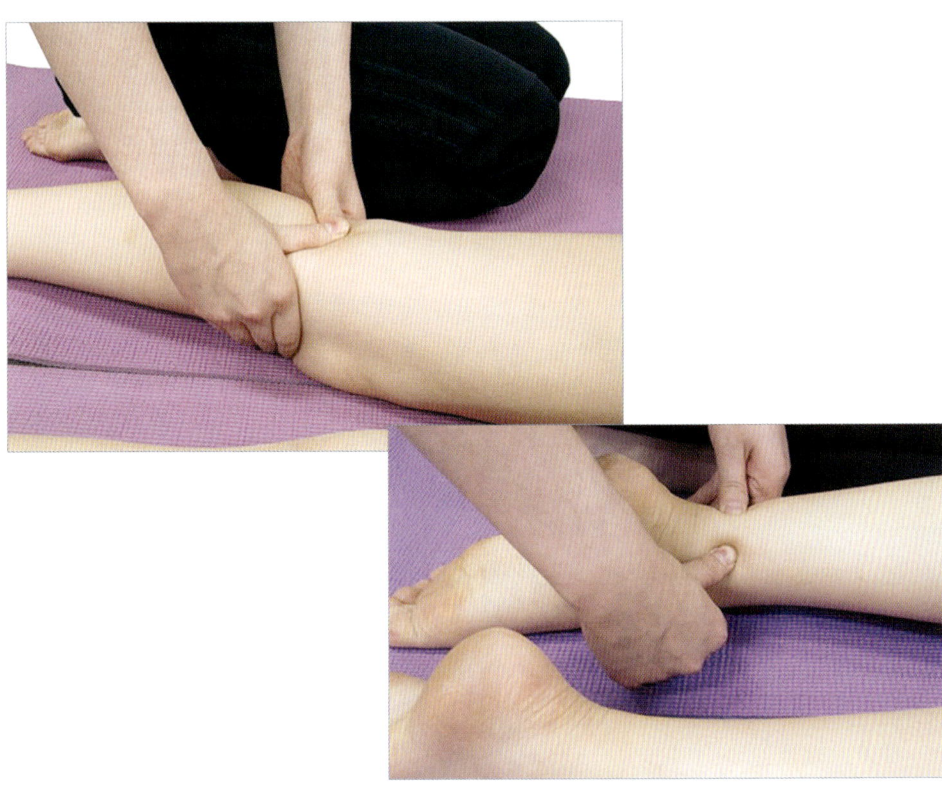

7 근건 유념법

▶**효과** 만성 허리다리 통증, 배부 통증 등을 예방하고 치료한다.

▶**시술부위** 근건

▶**시술방법** 피시술자는 엄지손가락과 식지로 근건을 잡고 주무른다.

▶**point** 점차 압을 강하게 넣었다가 다시 늦추며 주물러서 피시술자
가 지릿지릿한 감을 갖게 한다.

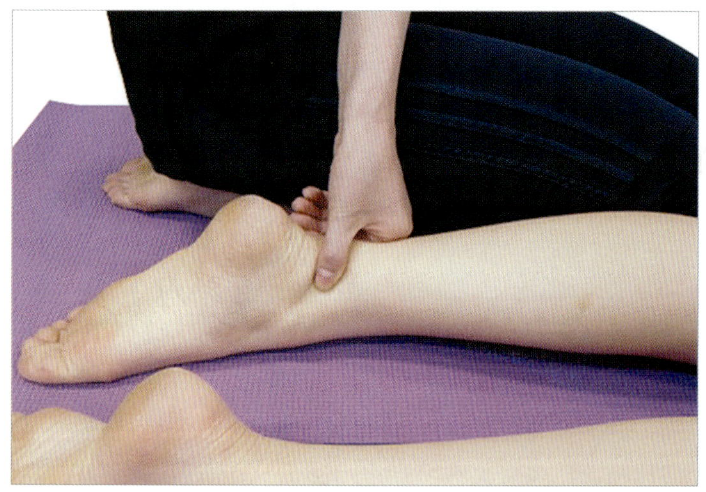

8 족근 마찰법

▶**효과** 허리 통증, 복사뼈의 타박상, 목의 통증 등을 예방하고 치료한다.

▶**시술부위** 족근

▶**시술방법** 시술자는 피시술자의 족근을 열손가락을 교차한 사이에 끼워 넣고 비빈다.

▶**point** 양손으로 족근을 꽉 끼워 넣고 비빈다.

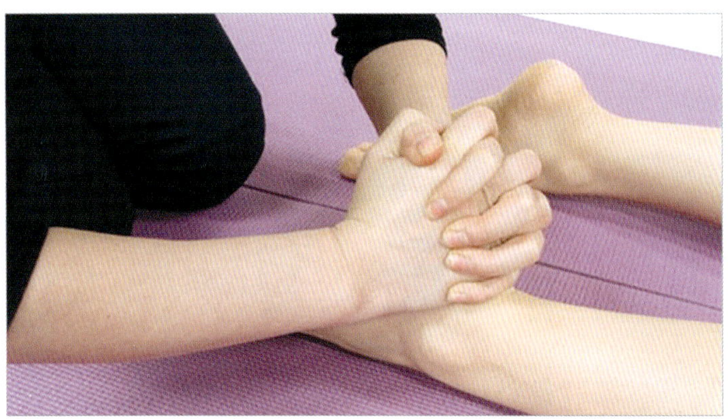

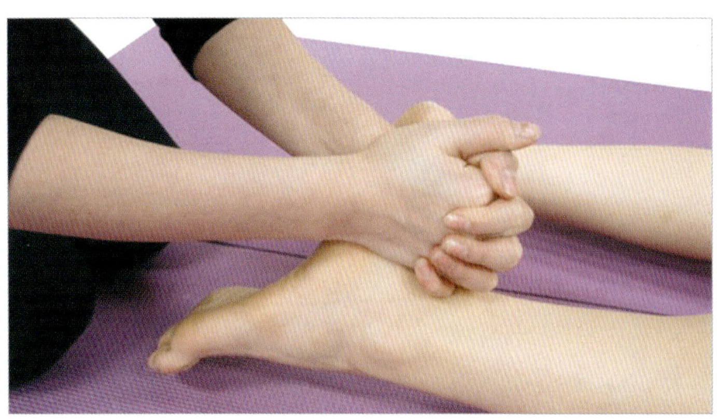

9 발바닥 모지두 압박법

▶**효과** 허리통증, 반신불수, 불면증, 건망증, 도한증, 번열증 등을 예방하고 치료한다.

▶**시술부위** 발바닥

▶**시술방법** 피시술자는 엎드린 자세이고 시술자는 양 엄지손가락을 마주 대고 발바닥 가운에 움푹 들어간 곳부터 족장심부까지 지압한다.

▶**point** 피시술자가 감당할 수 있는 한도로 점차 압을 넣어가며 자극한다.

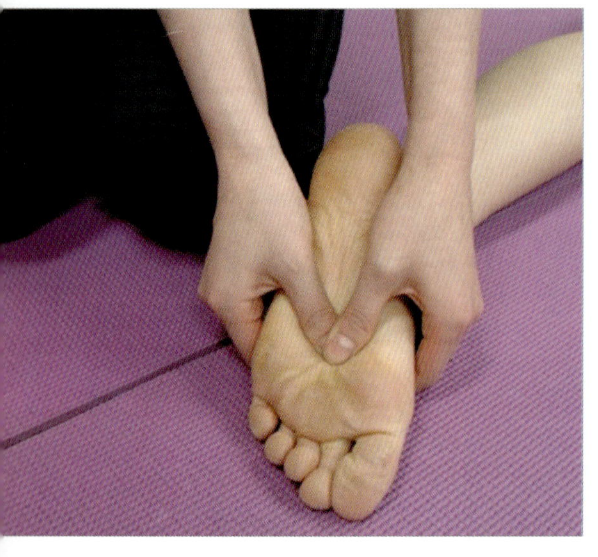
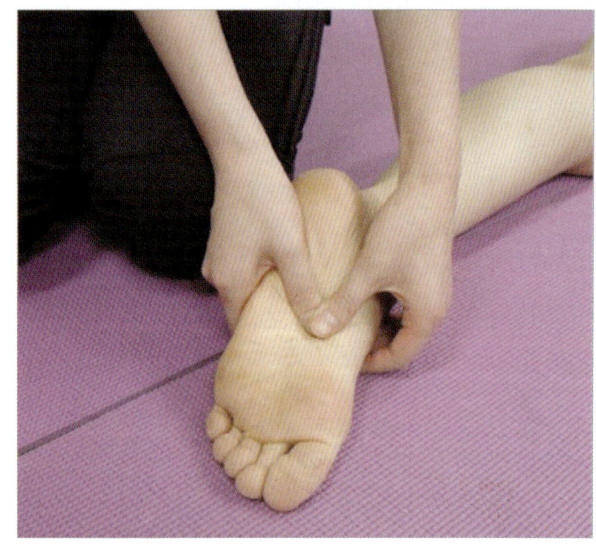

10 발가락 압박법

▶효과 발가락 굴신 장애 등을 예방하고 치료한다.

▶시술부위 발

▶시술방법 시술자는 피시술자의 발을 마주하고 서서 피시술자의 아랫다리를 들
어서 침대와 90도 직각으로 굽히게 하고 한손으로는 족근을 잡고 다
른 한 엄지손가락으로 피시술자의 발가락을 작은 것부터 차례로 누른
다.

▶point 천천히 피시술자가 감당할 수 있는 압력으로 눌러준다.

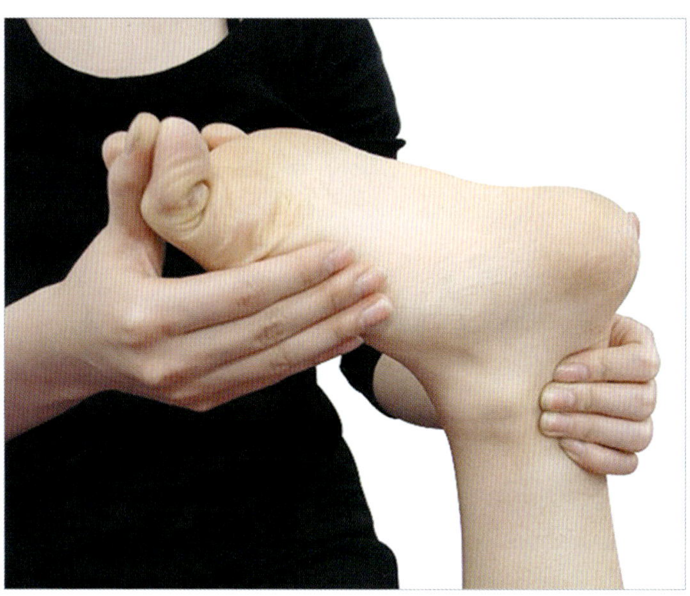

11 팔꿈치 족심법

▶**효과** 불면증, 번열증 등을 예방하고 치료한다.

▶**시술부위** 발

▶**시술방법** 아래와 같은 자세에서 시술자는 한손으로 피시술자의 발
등을 잡아 고정하고 다른 한 팔꿈치로 수직으로 세운 족
심을 누른다.

▶**point** 피시술자가 감당할 수 있는 한도로 자극한다.

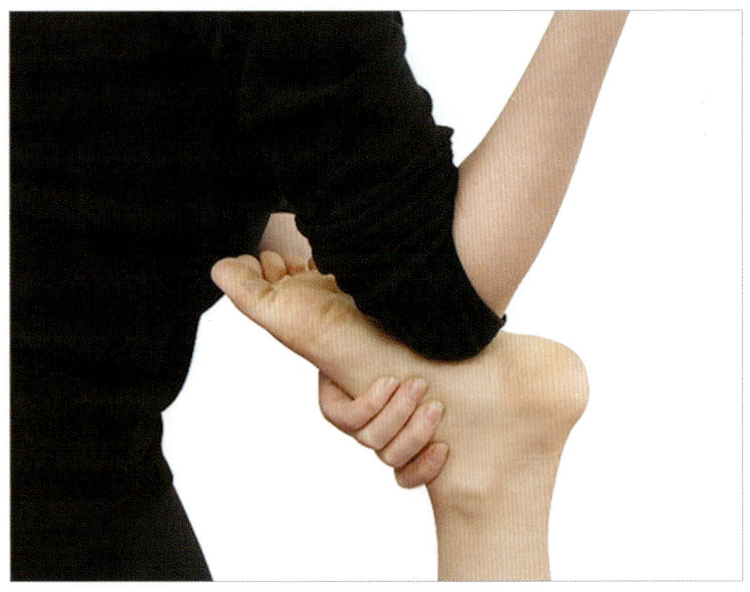

12 발바닥 절타법

▶**효과** 허리 통증, 반신불수, 족근통, 불면증, 건망증 등을 예방하고 치료한다.

▶**시술부위** 발바닥

▶**시술방법** 아래와 같은 자세에서 시술자는 주먹으로 리듬있게 발바닥의 중후부를
두드린다.

▶**point** 손목 힘을 최대한 빼고 빠른 속도로 두드린다.

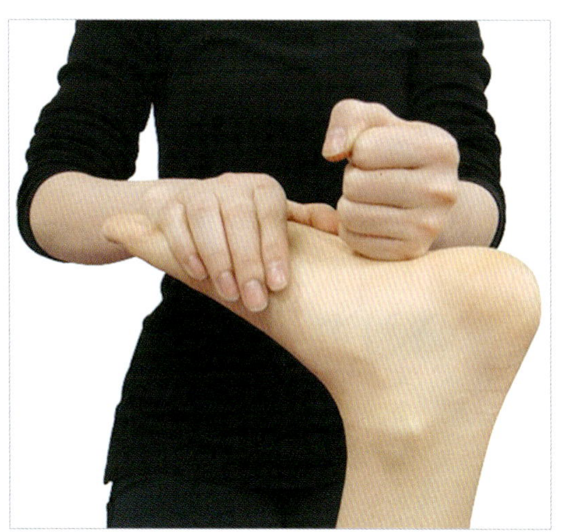 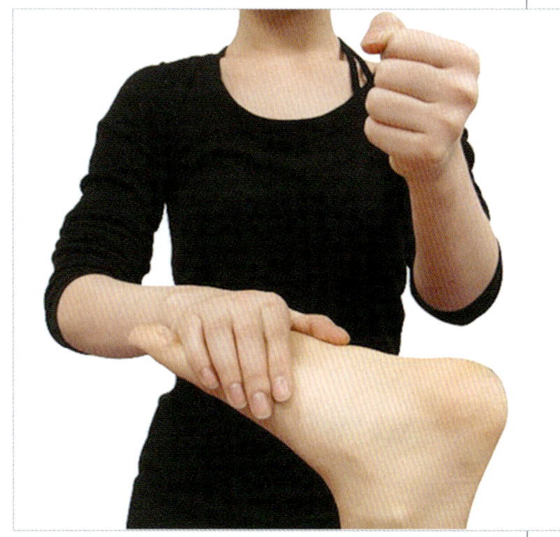

13 복사뼈 회전법

▶**효과** 과관절을 삐거나 격한 운동 후의 피로 등을 예방하고 치료
한다.

▶**시술부위** 복사뼈

▶**시술방법** 아래와 같은 자세에서 시술자는 한 손은 발가락과 발
등을 잡고 다른 한 손으로 족근을 잡고 양 방향으로 천
천히 돌려준다.

▶**point** 발목을 점차 빠르게 돌려주며 피시술자가 감당할 수 있는
한도로 돌린다.

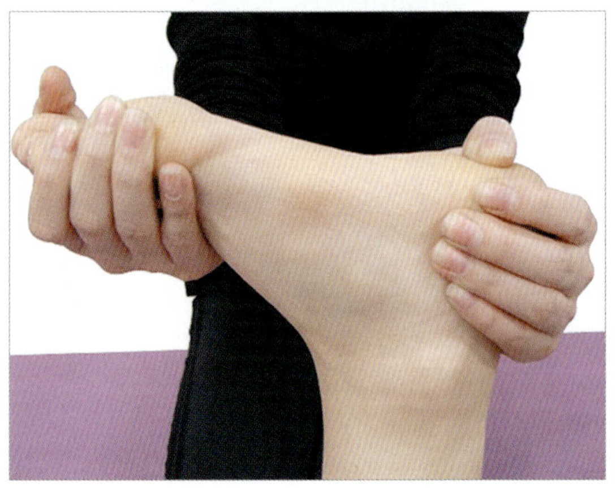 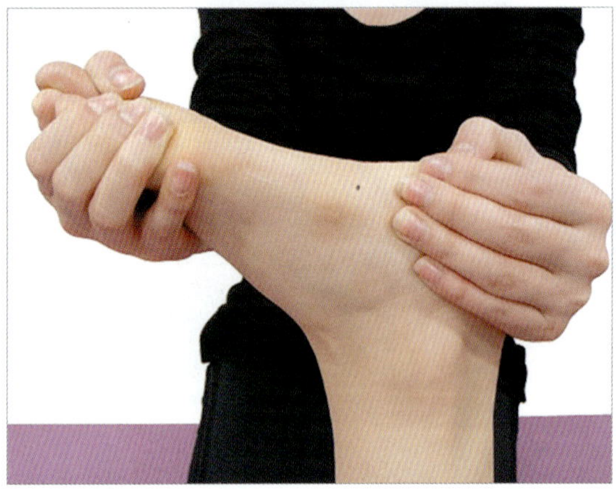

14 하지장 신전법

▶**효과** 무릎관절 굴신 장애, 십자인대파열, 반월판 기능장애 등을 예방하고 치료한다.

▶**시술부위** 아랫다리, 무릎

▶**시술방법** 아래와 같은 자세에서 시술자는 한 손으로 피시술자의 과관절을 잡고 다른 손으로는 무릎 안쪽을 받쳐들면서 과관절을 아래로 내리눌러 무릎관절을 펴준다.

▶**point** 양손을 반대 방향으로 빨리 움직여야 한다. 무릎 관절이 손상되지 않도록 주의해야 한다.

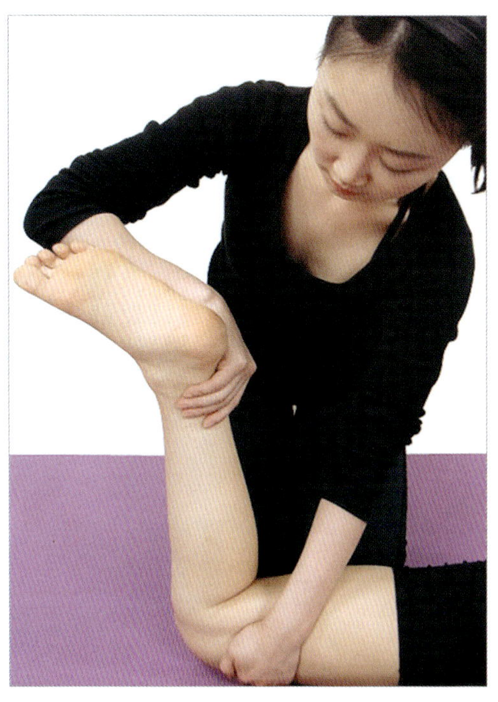

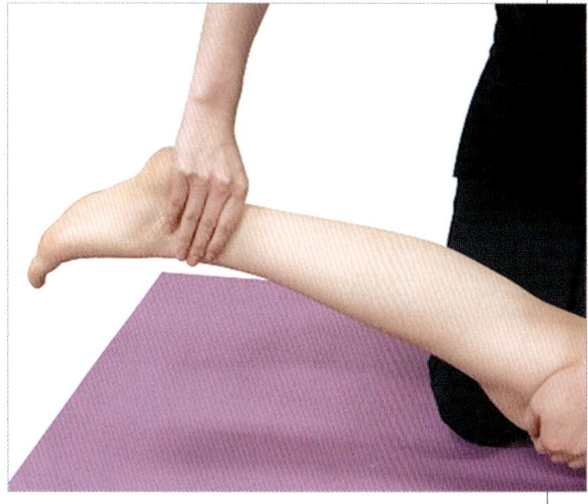

15 전신 타법

▶**효과** 배부통증, 허리 엉덩이 통증, 피로, 신경쇠약 등을 예방하고 치료한다.

▶**시술부위** 전신

▶**시술방법** 시술자는 빈 주먹을 번갈아가면서 엎드린 자세인 피시술자의 전신(등, 허리, 다리)을 맑은 소리가 나게 두드린다.

▶**point** 시원함이 느껴질 정도로 가볍고 두드린다.

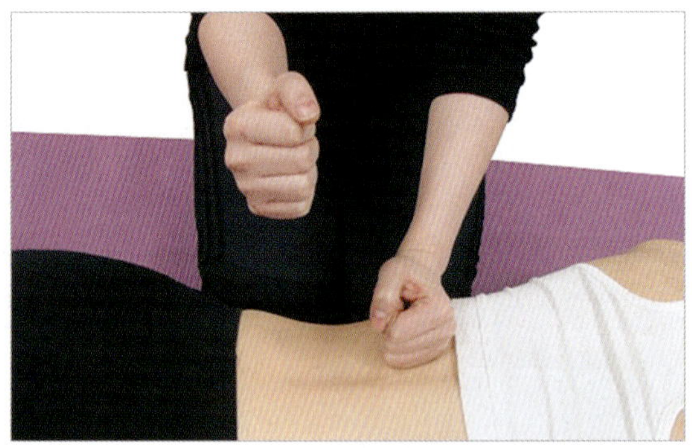
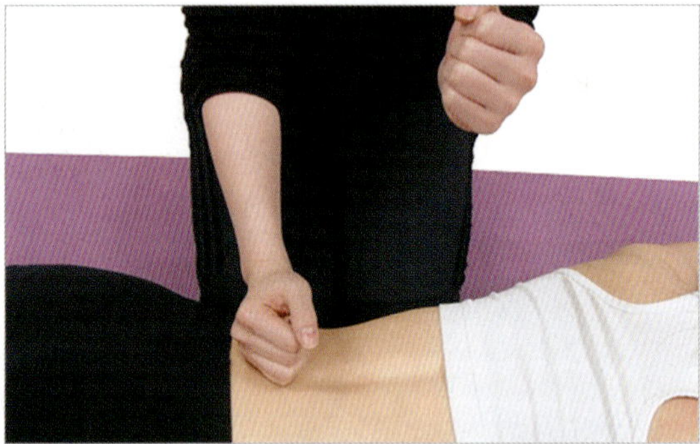
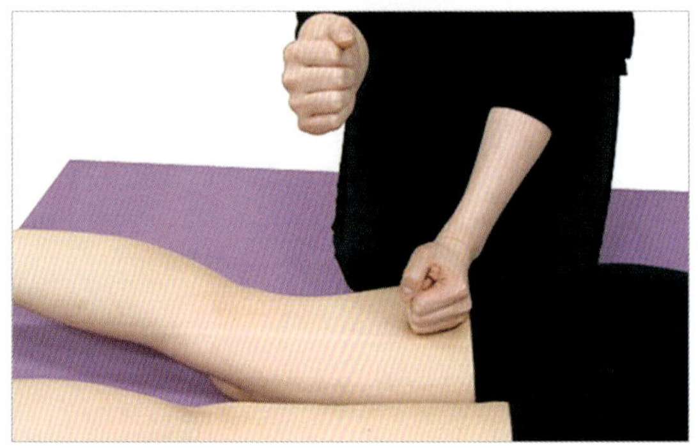
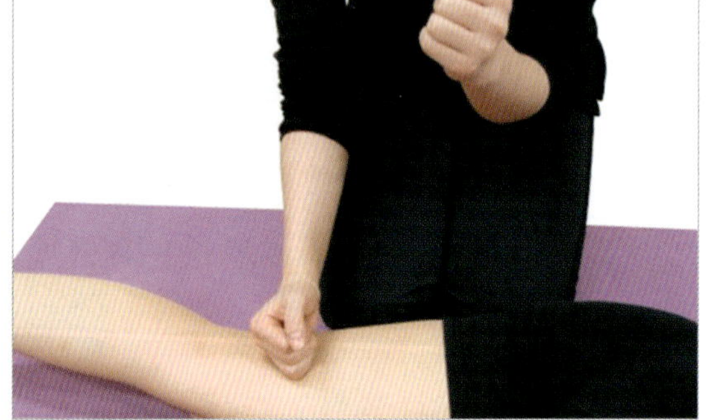

8. 견부 마사지

1 견전 압박법

▶효과 견관절 염증, 경추병 등을 예방하고 치료한다.

▶시술부위 어깨

▶시술방법 피시술자는 바로 누운 자세이고 시술자는 옆에 서서 양 장근으로 피시술자
의 견관절 안쪽을 내리누른다. 몸을 앞으로 기울여 중력을 장근에 전달하여
어깨에 작용하게 한다.

▶point 견전을 천천히 누른다.

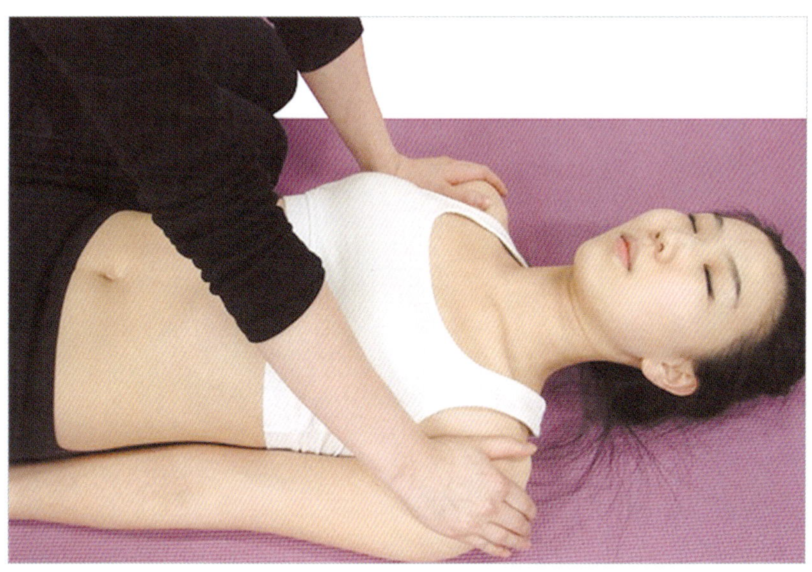

2 견 내측 압박법

▶**효과** 팔의 움직임이 불편하고 어깨에 염증이 있거나 어깨 근육 손
상 등을 예방하고 치료한다.

▶**시술부위** 어깨 앞쪽

▶**시술방법** 아래와 같은 자세에서 양 엄지손가락으로 견관절 내측의
움푹 들어간 곳을 압박한다.

▶**point** 점차 강한 압을 넣어야 한다.

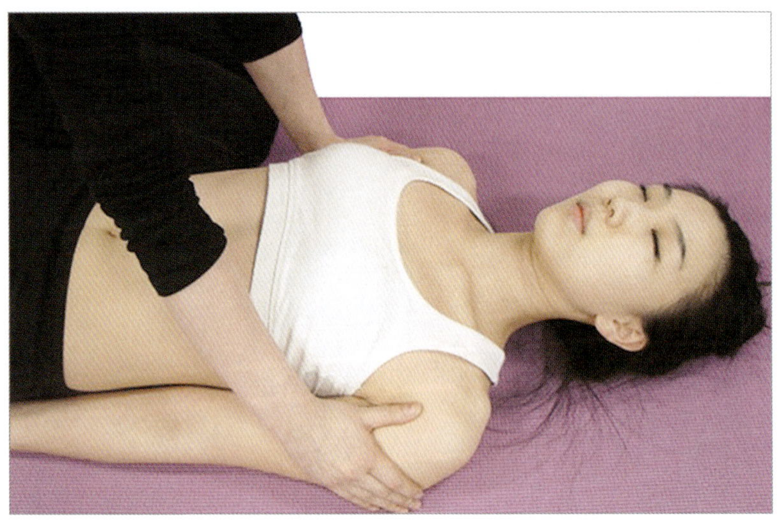

3 삼각근 유념법

▶효과 견관절 염증, 활동장애, 근육위축 등을 예방하고 치료한다.

▶시술부위 어깨 바깥쪽, 삼각근

▶시술방법 시술자는 한 손으로 피시술자의 손목을 잡고 다른 다섯 손가락으로 견관절 주위의 근육인 삼각근 부위를 주무른다.

▶point 피시술자는 어깨 근육의 긴장을 풀고 시술자는 부드럽지만 힘있게 시술하여 피시술자가 시원함을 느낄 정도로 주무른다.

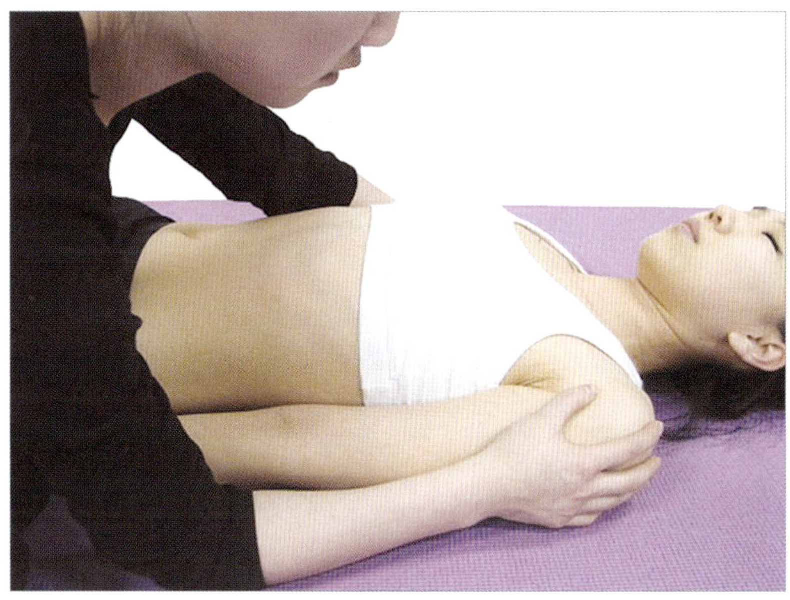

9. 상지부 마사지

1 팔꿈치 유념법

▶**효과** 견관절염, 팔꿈치 질환, 상지근육 위축, 팔 통증 등을 예방하고 치료한다.

▶**시술부위** 상지

▶**시술방법** 피시술자는 바로 누운 자세이고 시술자는 옆에 서서 한손은 피시술자의 손목이나 손을 잡고 다른 손으로 어깨부터 팔목까지 내려오면서 주무른다.

▶**point** 천천히 부드럽게 점점 강도를 높여 주무른다.

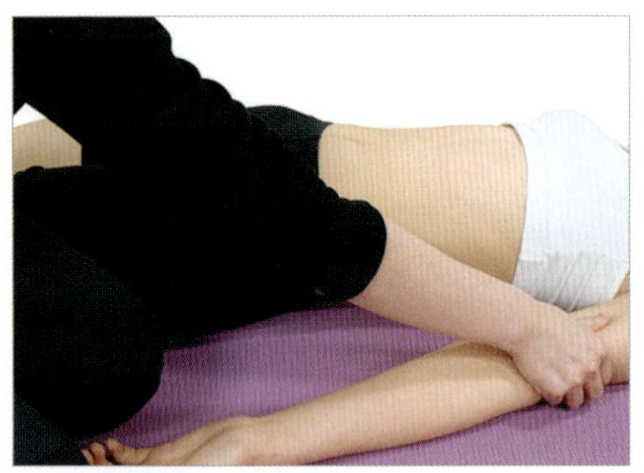

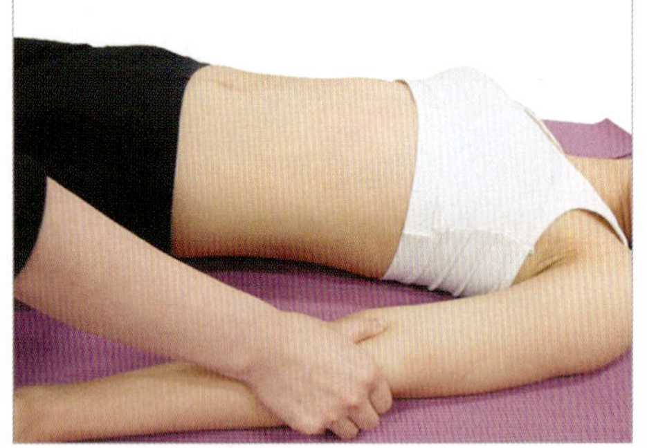

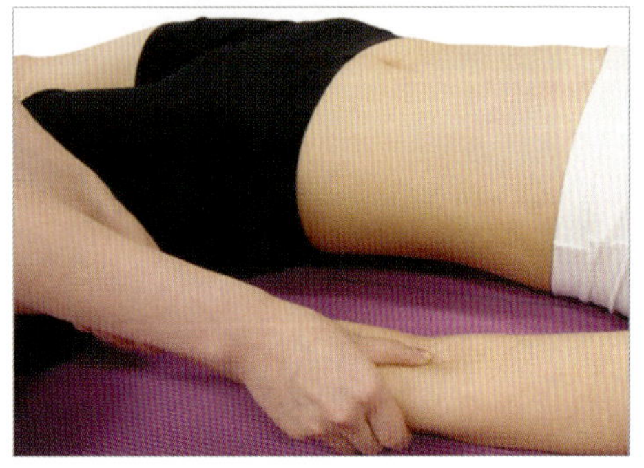

2 손바닥 마찰법

▶**효과** 건망증, 불면증, 위통 등을 예방하고 치료한다.

▶**시술부위** 손바닥

▶**시술방법** 피시술자는 바로 누운 자세에서 팔을 90도로 굽혀서 들고 시술자는 양 엄지손가락을 손바닥에 놓고 팔 '八' 자 모양으로 밀어준다.

▶**point** 누르면서 밀어준다.

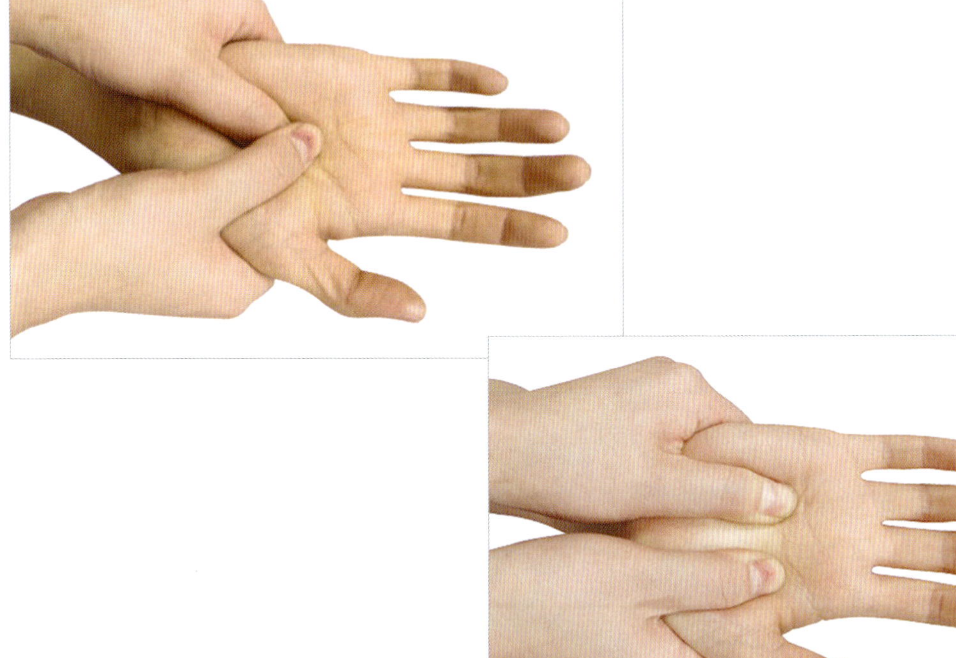

3 손목 진동법

▶**효과** 손목 과로로 인한 손상, 타박상 등을 예방하고 치료한다.

▶**시술부위** 손목

▶**시술방법** 시술자는 한 손으로 피시술자의 손목을 잡고 다른 손가락
과 피시술자의 손가락을 서로 교차하여 잡고 뒤로 눌렀다
가 흔들어주면서 앞으로 당긴다.

▶**point** 세 동작이 연관되고 자연스럽게 자유자재로 시술해야 한다.

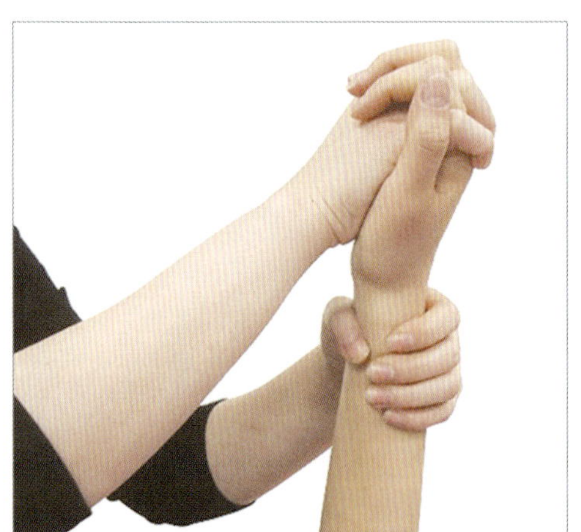

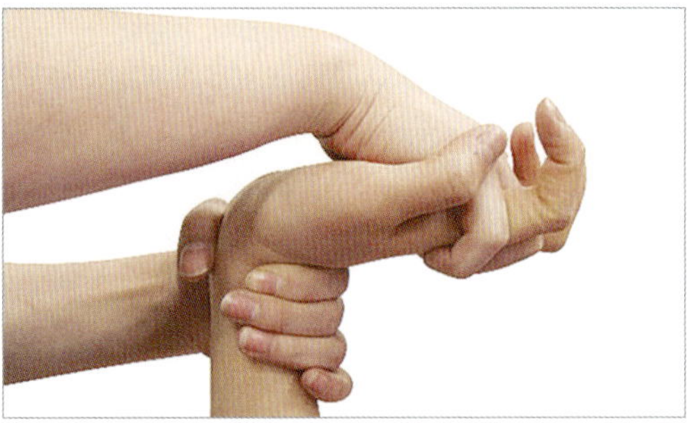

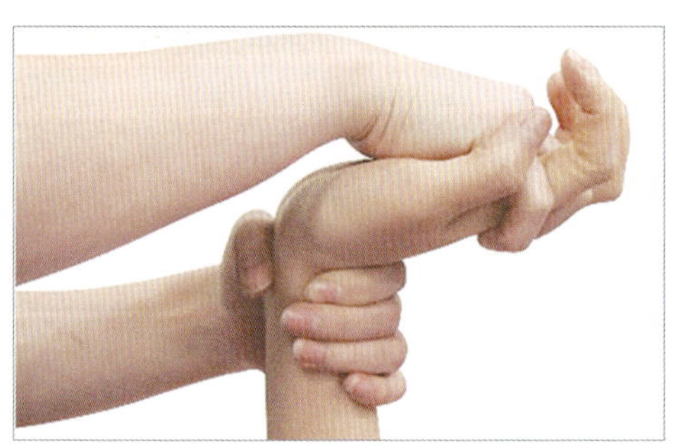

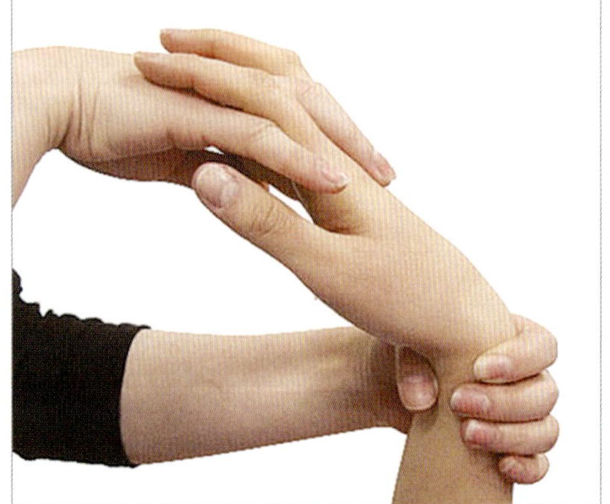

4 상지 견인법

▶**효과** 견주염, 견관절 손상 등을 예방하고 치료한다.

▶**시술부위** 상지

▶**시술방법** 피시술자는 바로 누운 자세이다. 시술자는 피시술자의 머리 앞에 마주서
서 양손으로 손을 잡아 상지를 들어서 앞으로 당긴다.

▶**point** 손이 미끄러지지 않게 틀어잡고 신축성 있게 당겨야 한다.

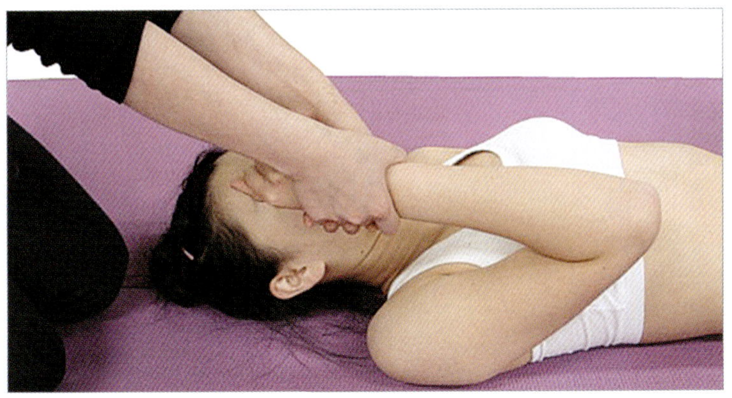

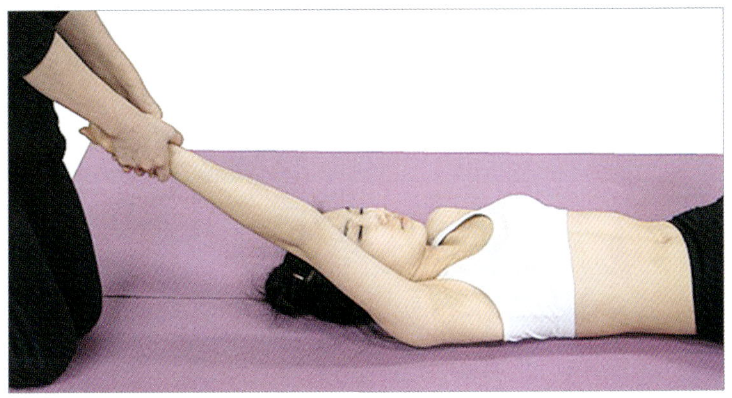

5 합곡 유념법

▶**효과** 감기, 발열, 치통, 인후통, 두통, 변비, 복통 등을 예방하고 치료한다.

▶**시술부위** 합곡혈

▶**시술방법** 피시술자는 앉은 자세 또는 바로 누운 자세이고 시술자는 한 손으로 손가락을 잡고 다른 엄지손가락으로 합곡혈을 압박한 다음 주무른다.

▶**point** 다소 아프지만 시원하게 느껴질 정도로 시술한다.

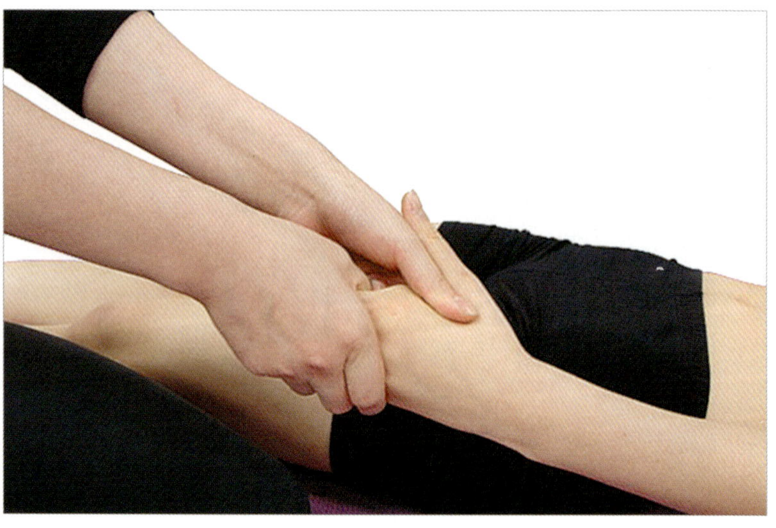

6 손가락 신전법

▶**효과** 손가락이 붓고 저리면서 아픈 증상, 관절 기능장애, 추위를 잘 타는 증상, 불면증, 열병, 위통, 변비 등을 예방하고 치료한다.

▶**시술부위** 손가락

▶**시술방법** 피시술자는 앉은 자세 또는 바로 누운 자세이다. 시술자는 한 손으로 피시술자의 손목을 잡고 다른 손 식지와 중지 마디 사이에 피시술자의 손가락 마디 말단을 끼워넣고 신속하게 뽑아준다. 엄지손가락부터 시술한다.

▶**point** 신속히 뽑아서 상쾌한 소리가 나게 시술해야 한다.

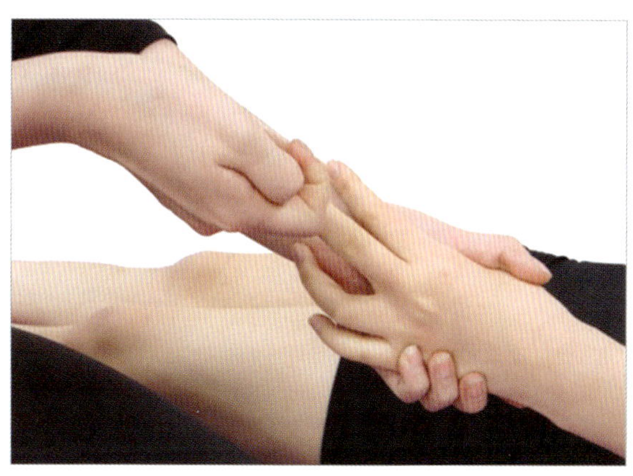

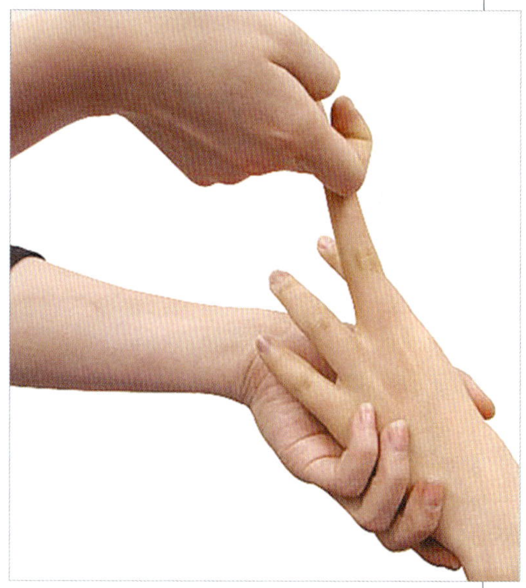

7 팔 진동법

▶**효과** 팔이 저리고, 근육이 위축되고 사지에 힘이 없는 증세를 예방
하고 치료한다.

▶**시술부위** 상지

▶**시술방법** 피시술자는 앉은 자세 또는 바로 누운 자세이고 시술자는
양손으로 피시술자의 손을 잡고 상하로 털어주어 피시술
자의 손목과 팔꿈치를 풀어준다.

▶**point** 거칠게 털지 말고 작고 빠르게 털어주어야 한다.

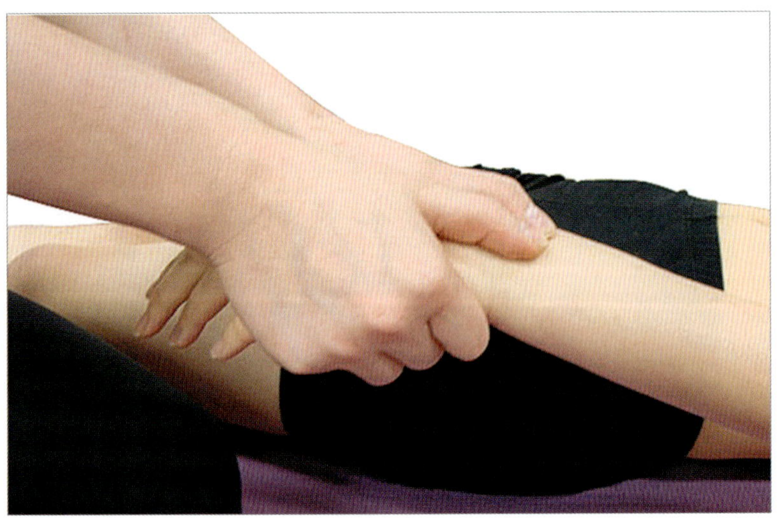

10. 하지부 마사지

1 대퇴 외측 압박법

▶효과 요추간판 돌출증, 반신불수, 풍습성 마비, 편두통 등을 치료한다.

▶시술부위 대퇴 외측

▶시술방법 피시술자는 바로 누운 자세이고 시술자는 옆에 서서 양 엄지손가락을 모아
서 대퇴부 외측부터 아랫다리 외측까지 압박한다.

▶point 대퇴 지압은 압을 다소 낮추어 압박하고, 아랫다리는 다소 강하게 압박한다.

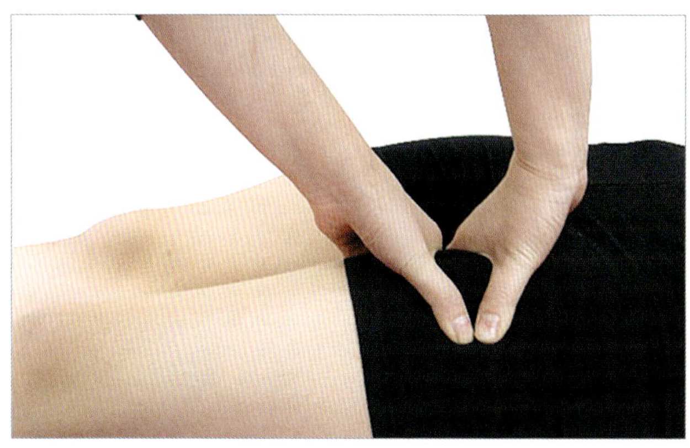

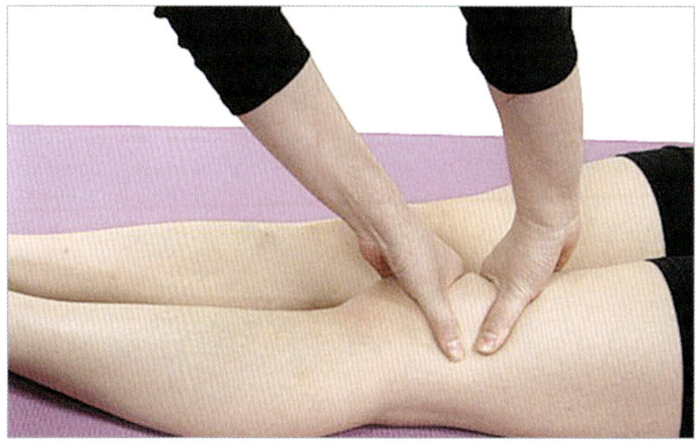

2 대퇴 전두 압박법

▶효과 반신불수, 복통, 복창 등을 예방하고 치료한다.

▶시술부위 넓적다리 앞쪽

▶시술방법 위와 같은 자세에서 시술자는 양손을 펴서 대퇴 앞쪽에 놓고 엄지손가락으로 위에서 아래로 내려오면서 차례로 눌러준다.

▶point 부드럽고 천천히 점차 압을 넣어야 한다.

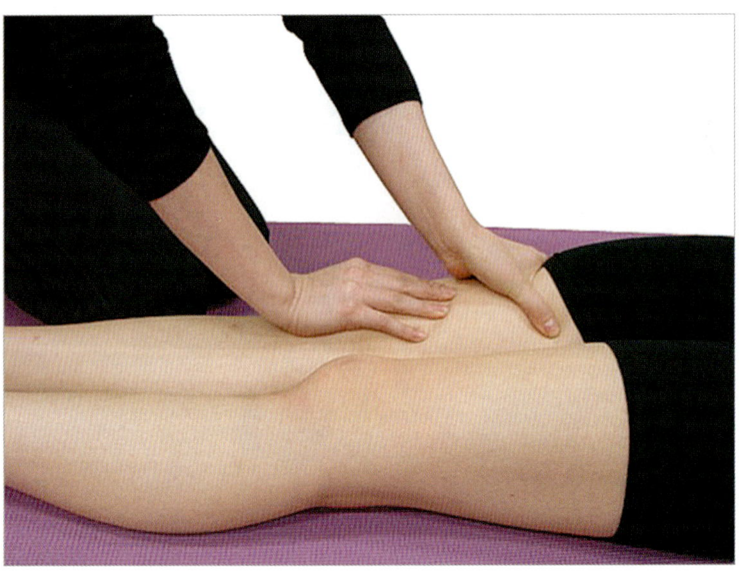

3 경골근 유념법

▶**효과** 관절염, 반월판 손상, 무릎관절 타박상, 위통, 복창복명, 식욕 부진 등을 예방하고 치료한다.

▶**시술부위** 무릎

▶**시술방법** 아래와 같은 자세에서 시술자는 장근을 경골근에 놓고 앞뒤로 밀면서 주물러준다.

▶**point** 피시술자는 정강이뼈를 최대로 느슨하게 풀어서 앞뒤로 움직일 수 있어야 한다.

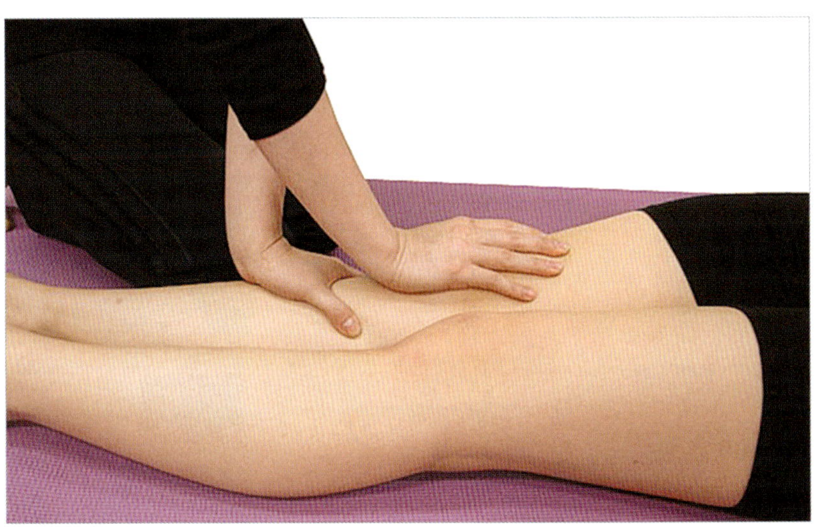

4 후두대퇴 내측근 압박법

▶**효과** 반신불수, 요추간판 돌출증, 풍습성 관절염 등을 예방하고 치료한다.

▶**시술부위** 대퇴 후내측

▶**시술방법** 시술자는 무릎을 굽혀 앉고 피시술자는 똑바로 누운 자세에서 무릎을 시술자의 무릎 위에 굽혀올린다. 시술자는 양 엄지손가락을 양쪽으로 넣어서 허벅지 뒤쪽 근육을 지압한 다음 안쪽 근육도 지압한다. 그런 다음 한 손으로 대퇴 내측 근육을 주무르고 밑으로 내려와 양 엄지손가락으로 아랫다리 근육을 지압하고 나서 열 손가락을 교차하여 아랫다리 근육을 끼워넣고 눌러준다.

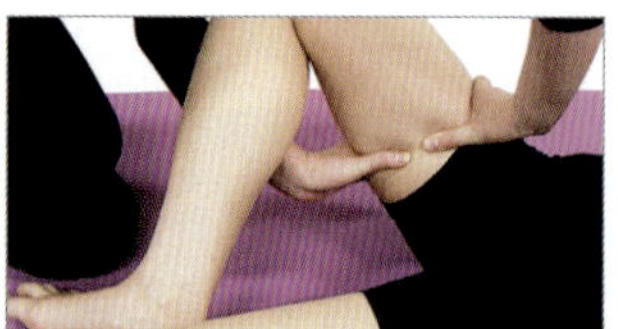

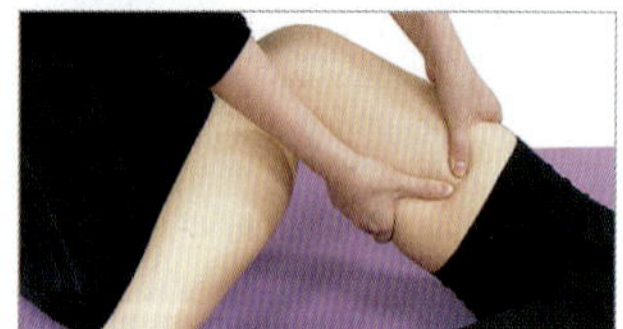

▶**point** 양손의 힘을 고르게 쓰며 부드럽게 시술한다.

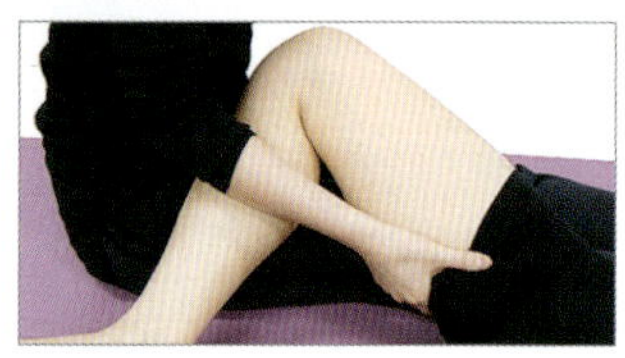

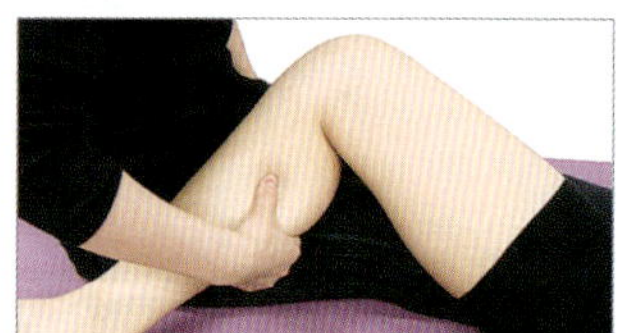

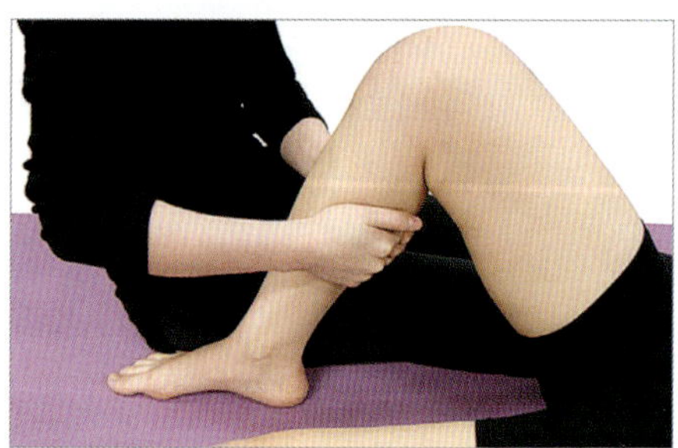

5 발가락 견인법

▶**효과** 발가락관절 굴신 장애, 풍습 등을 예방하고 치료한다.

▶**시술부위** 발가락

▶**시술방법** 시술자는 엄지와 식지로 발가락을 끼워넣고 위로 들어올리면 하지도 같이 올라간다. 엄지발가락부터 차례로 시술한다.

▶**point** 하지를 들어올릴 만큼의 힘만 가하면 된다.

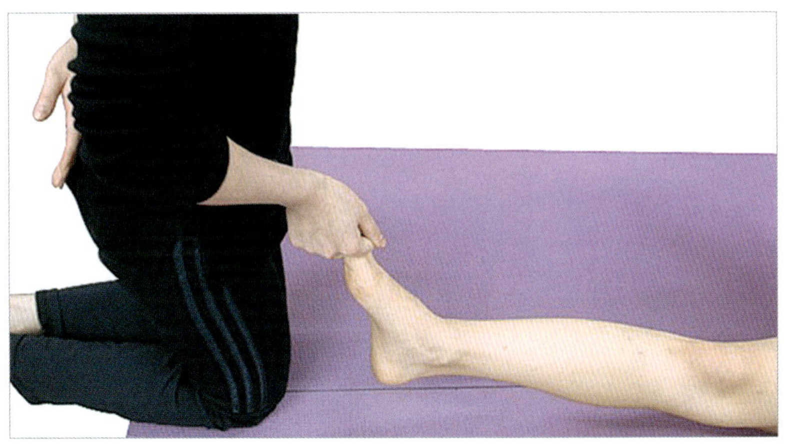

6 다리 신전법

▶**효과** 무릎관절 연조직 손상, 하지 굴신 장애 등을 예방하고 치료한다.

▶**시술부위** 다리

▶**시술방법** 피시술자는 바로 누운 자세이고 시술자는 옆에 서서 한 손으로는 무릎을 내리누르고 다른 손으로는 족근과 근건을 감싸쥐고 위로 받쳐들어 하지가 10~15도 들리도록 반복 시술한다.

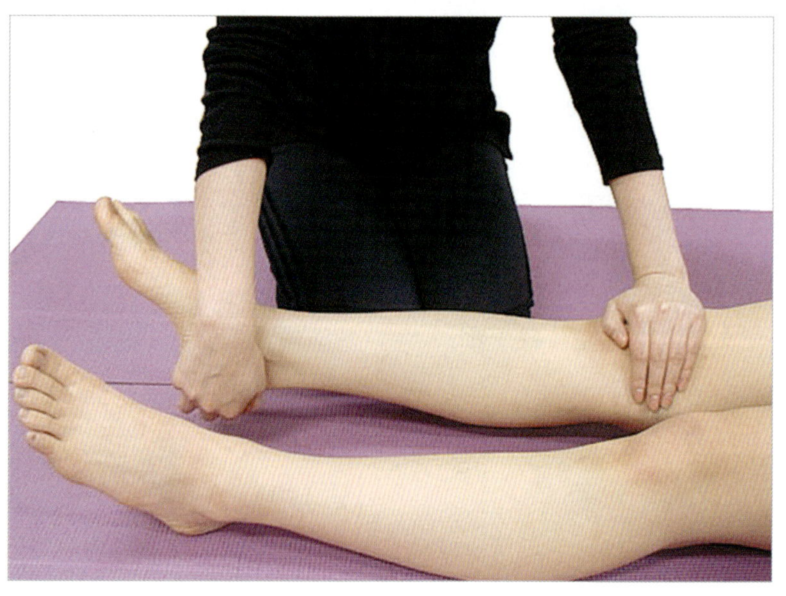

7 하지장 굴절, 굴신법

▶**효과** 요추간판 돌출증, 관관절 손상, 퇴행성 관절염, 십자인대 파열, 반월상 연골손
상 등을 예방하고 치료한다.

▶**시술부위** 하지

▶**시술방법** 피시술자는 바로 누운 자세이고 시술자는 옆에 서서 한 손으로 무릎을 잡
고 다른 손으로 발목을 잡고 무릎과 궁둥이뼈를 굽혔다가 신속하게 아래
로 당겨서 편다.

▶**point** 무릎 위에 놓은 손은 무릎을 굽히는 동작을 할 때에는 힘껏 밀어주고 당겨펴
는 동작을 할 때에는 무릎을 눌러주어서 곧게 펴게 한다. 난폭하게 잡아당겨
무릎 관절이 손상되는 일이 없도록 해야 한다.

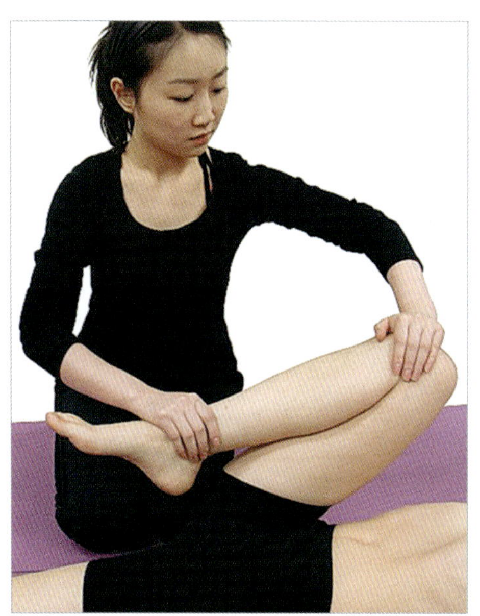

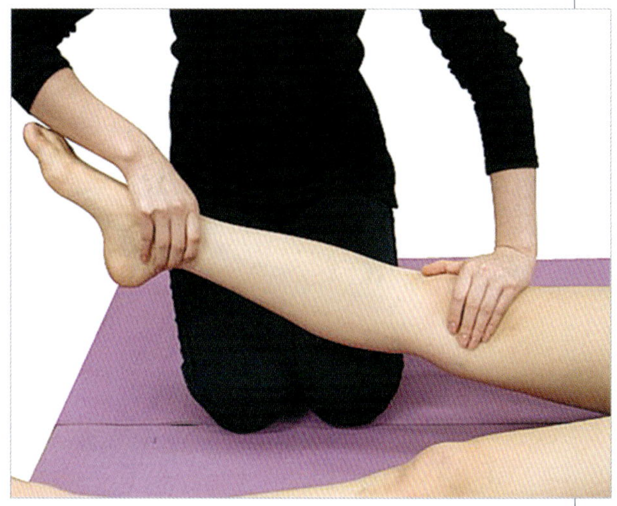

11. 안면부 마사지

1 미간 압박법

▶**효과** 현기증, 두통, 다래끼 등을 치료하고 예방한다.

▶**시술부위** 눈

▶**시술방법** 피시술자는 바로 누운 자세이고 시술자는 머리를 마주하고
앉아서 양 엄지손가락 지단으로 눈썹의 굵은 쪽 끝, 가운데,
눈썹꼬리를 가볍게 눌러준다.

▶**point** 경압법으로 부드럽게 눌러준다.

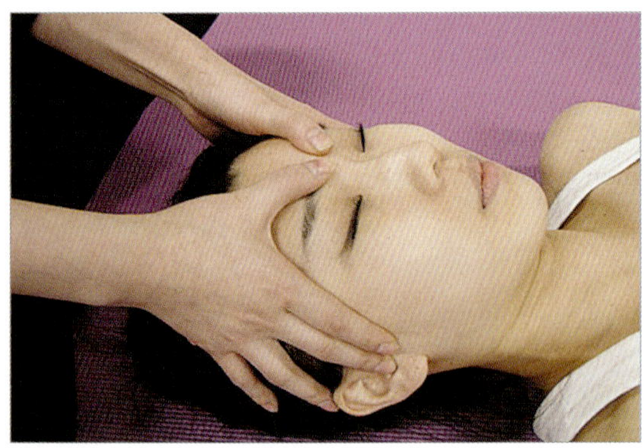
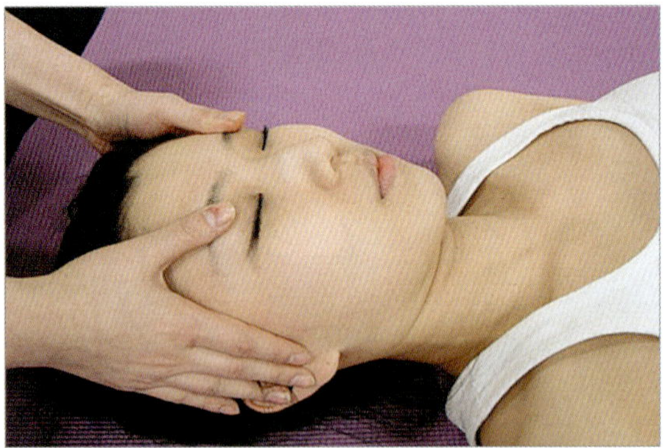
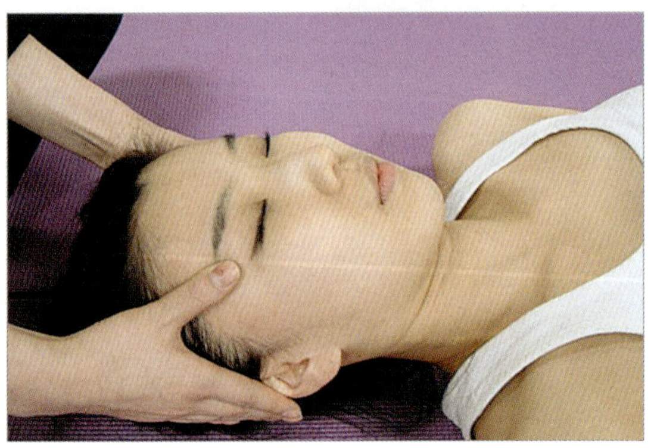

2 태양혈 압박법

▶**효과** 편두통 · 신경성 두통 · 감기로 인한 두통, 발열 등을 예방하고 치료한다.

▶**시술부위** 눈

▶**시술방법** 아래와 같은 자세에서 시술자는 양 엄지손가락으로 태양혈, 눈 주변을 가볍게 눌러준다.

▶**point** 경압법을 사용한다.

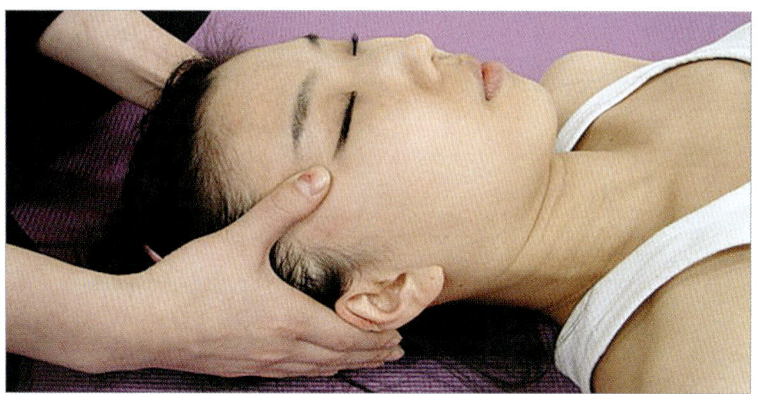

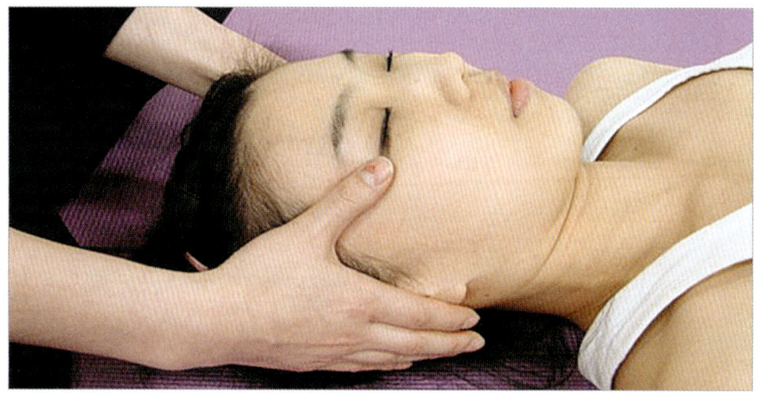

3 인당 모지두 마찰법

▶**효과** 감기로 인한 발열, 두통, 앞이마 통증 등을 예방하고 치료한
다.

▶**시술부위** 머리

▶**시술방법** 시술자는 양 엄지손가락을 번갈아가면서 인당을 문지른
다.

▶**point** 마사지 크림을 사용하여 피부가 손상되지 않도록 주의한다.

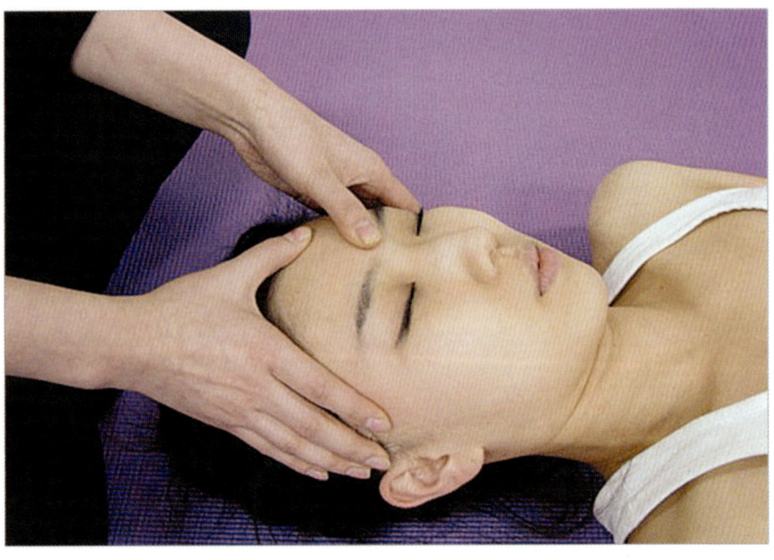

4 전두 모지두 마찰법

▶**효과** 머리를 맑게 하고 앞이마의 주름을 예방하며 피부의 탄력을 더해준다. 얼굴 미용과 두통, 어지럼증, 불면증 등을 예방하고 치료한다.

▶**시술부위** 이마

▶**시술방법** 시술자는 양 엄지손가락 지복으로 이마 가운데서부터 태양혈까지 양쪽으로 동시에 밀면서 문지른다.

▶**point** 부드럽게 천천히 시술해야 한다.

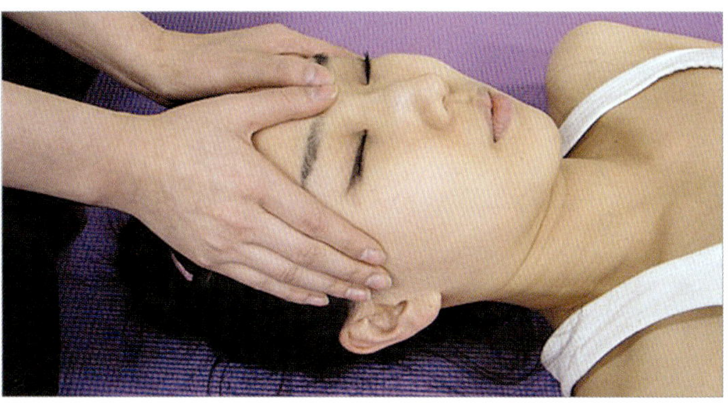

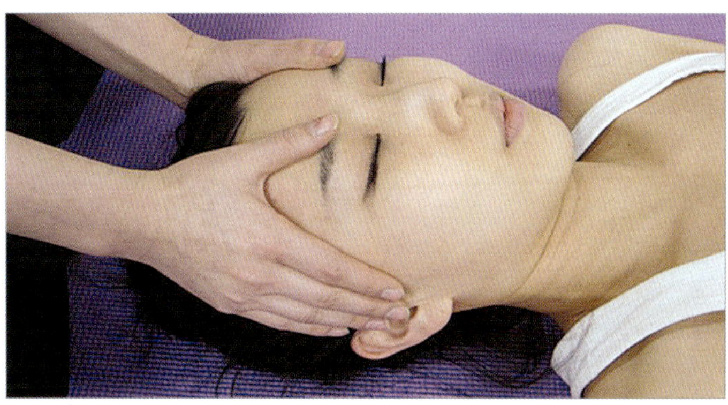

5 비근 경찰법

▶효과 코 막힘을 풀어주고 안면근육의 장력을 높여준다. 코 질환과 안면 신경마비 등을 예방하고 치료한다.

▶시술부위 코

▶시술방법 시술자는 바로 누운 자세이고 시술자는 머리를 마주하고 앉아서 식지와 중지 사이에 코를 살짝 끼워 넣고 상하로 경찰한다.

▶point 부드럽게 천천히 쓰다듬는다.

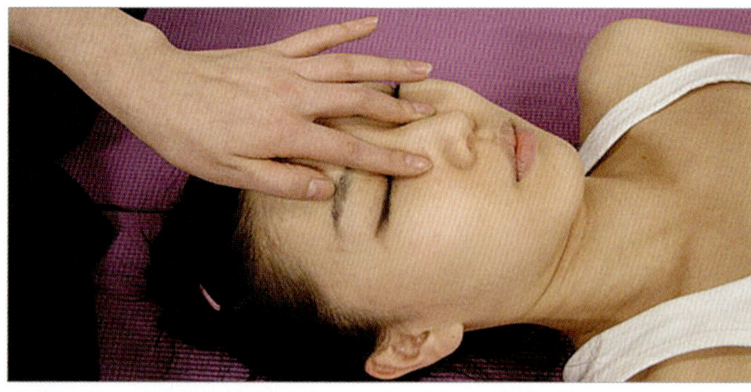

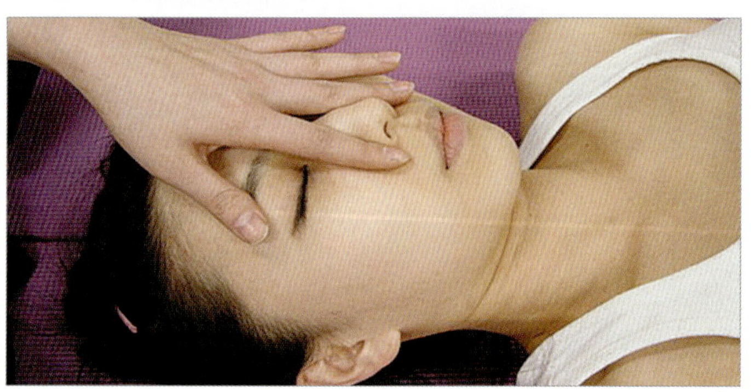

6 비근 경찰 압박법

▶**효과** 두통, 발열이 있을 때 효과적이다.

▶**시술부위** 코

▶**시술방법** 아래와 같은 자세에서 시술자는 양 엄지손가락으로 코끝의 양쪽을 지압
한 다음 비익 양측을 따라 올라가면서 문지른다.

▶**point** 거꾸로 '八' 모양으로 문지른다.

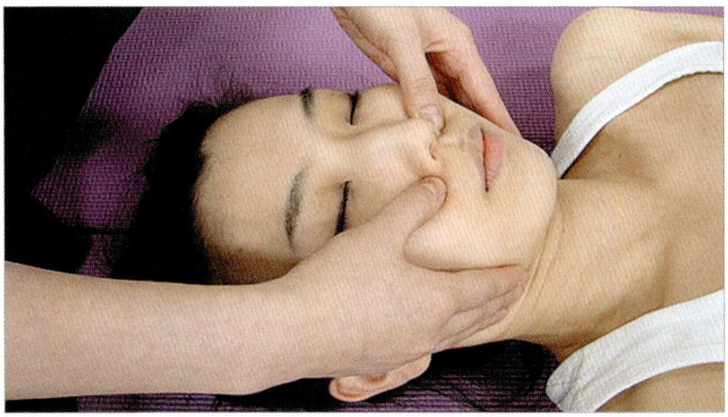

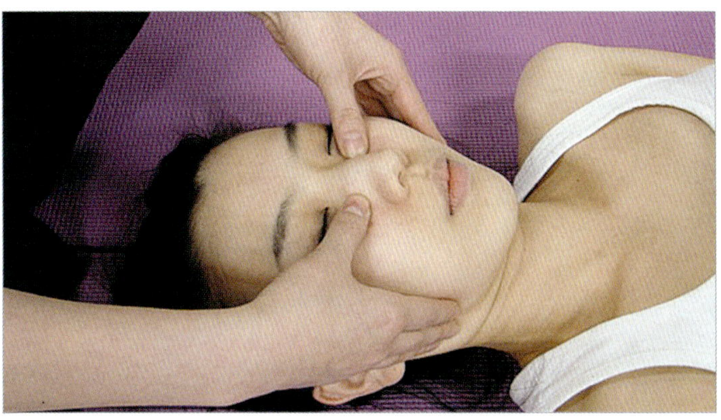

7 구근 마찰법

▶**효과** 안면 신경마비와 미용에 쓰인다.

▶**시술부위** 입술

▶**시술방법** 아래와 같은 자세에서 시술자는 양 엄지손가락으로 콧방울 옆부터 인중까지 문지르고 다시 인중부터 입가를 거쳐 입술 아래 가운데 부위까지 문질러 나간다.

▶**point** 양손을 힘을 고르게 문지르며 조화있게 시술해야 한다.

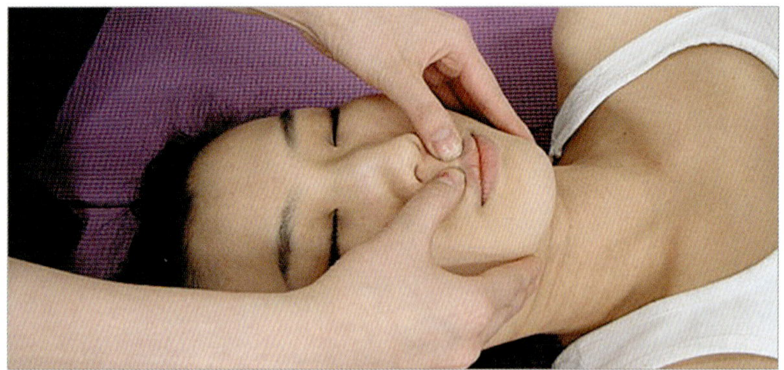

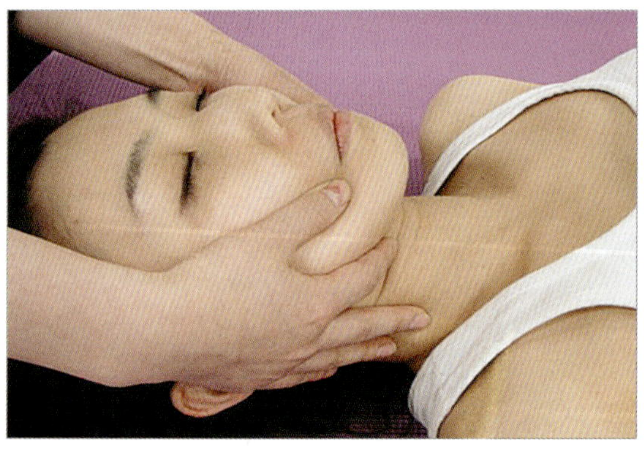

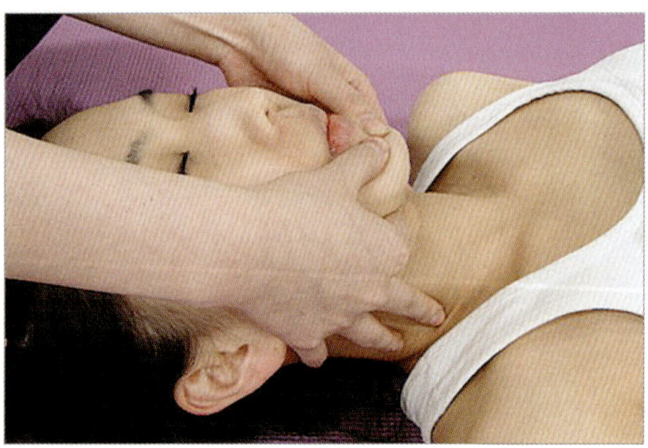

8 이근 경찰법

▶**효과** 머리를 맑게 하고 신체를 강건하게 한다. 귀가 잘 들리지 않거나 귀 울림, 머리가 띵한 증세를 예방하고 치료한다.

▶**시술부위** 귀

▶**시술방법** 피시술자는 바로 누운 자세이고 시술자는 머리를 마주 하고 앉아서 엄지손가락과 식지로 귀 전체를 유념한 다음 식지와 중지사이로 귀를 쓰다듬는다.

▶**point** 주무를 때는 좀 강하게 시술하고 쓰다듬을 때는 부드럽게 시술한다.

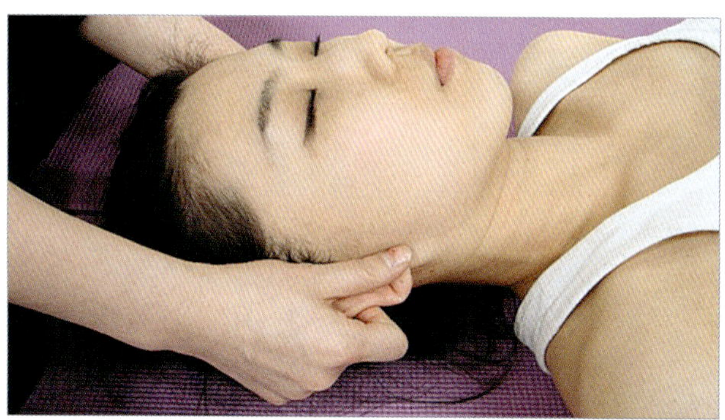

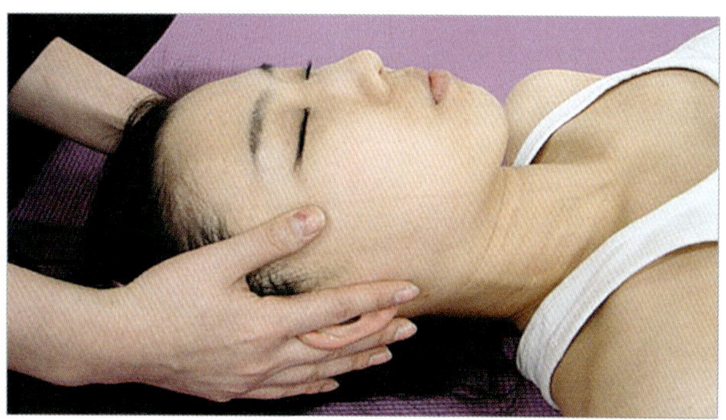

9 안면근 경찰법

▶**효과** 안면 신경마비, 신경쇠약, 중풍으로 입과 눈이 비뚤어진 증세
를 치료한다.

▶**시술부위** 얼굴

▶**시술방법** 피시술자는 바로 누운 자세이고 시술자는 머리를 마주하
고 앉아서 양손으로 뺨 아래쪽부터 위로 선회하며 쓰다듬
는다.

▶**point** 부드럽고 자연스럽게 시술한다.

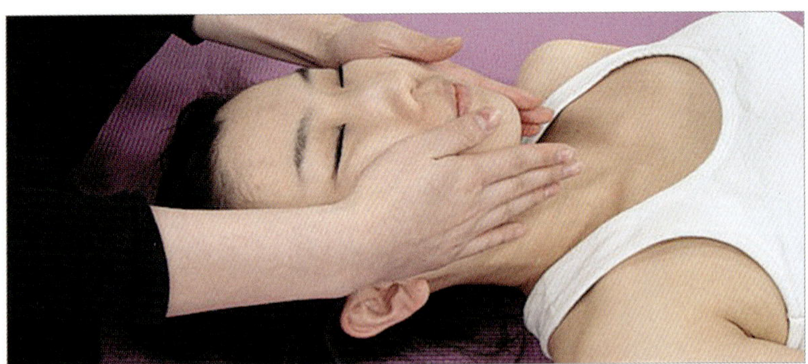

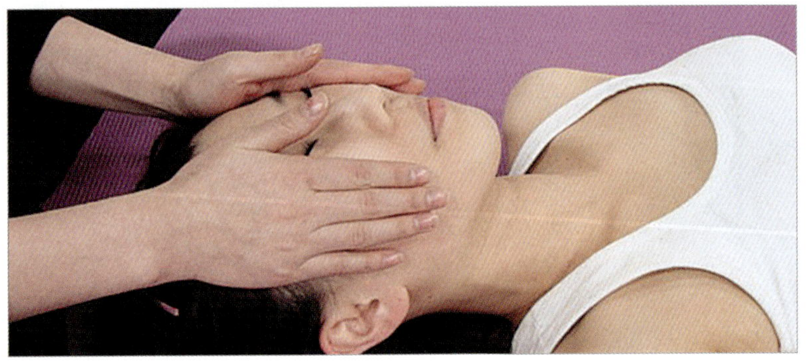

10 두부 십지두 압박법

▶**효과** 신경쇠약으로 인한 불면증, 심계 항진, 빈혈성 두통, 어지럼증 등을 예방하고 치료한다.

▶**시술부위** 두부

▶**시술방법** 피시술자는 바로 누운 자세이고 시술자는 앉아서 양 엄지손가락을 마주 대고 두부 정중앙선부터 두정까지 압박한 다음 양 측선을 압박한다.

▶**point** 너무 강하게 압박하지 말고 양손을 힘을 고르게 써야 한다.

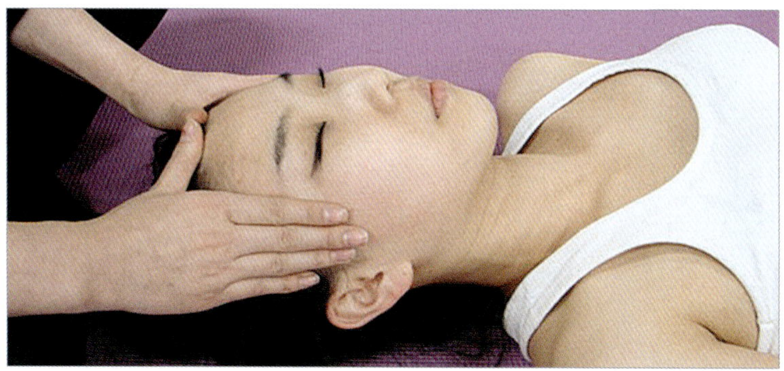

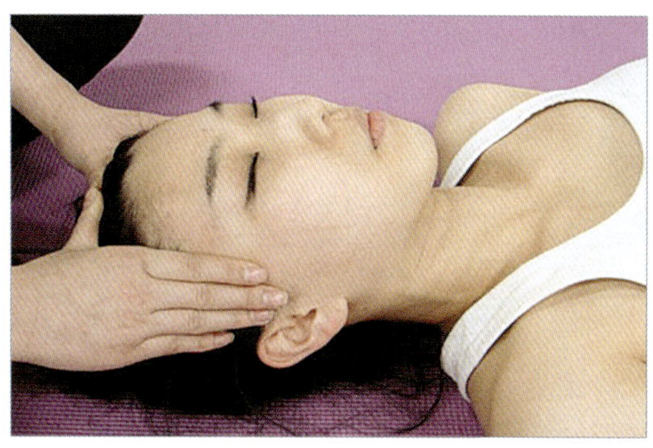

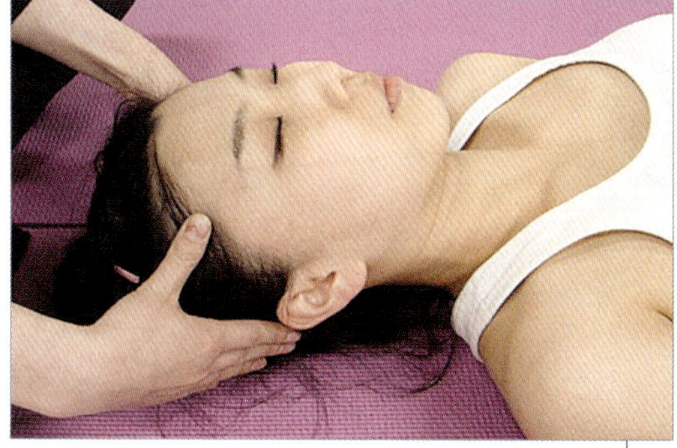

12. 결속동작

1 경부 X 신전법

▶**효과** 경부 골격과 근육을 풀어준다.

▶**시술부위** 두부, 목, 견부

▶**시술방법** 피시술자는 바로 누운 자세이고 시술자는 서서 양팔을 교차하여 머리 밑에 놓고 오른손을 왼쪽 어깨에 얹고 왼손을 오른쪽 어깨에 얹어 피시술자의 두부와 상반신을 일으킨다.

▶**point** 양손을 어깨에 꼭 걸쳐야 경부를 신전시킬 수 있다.

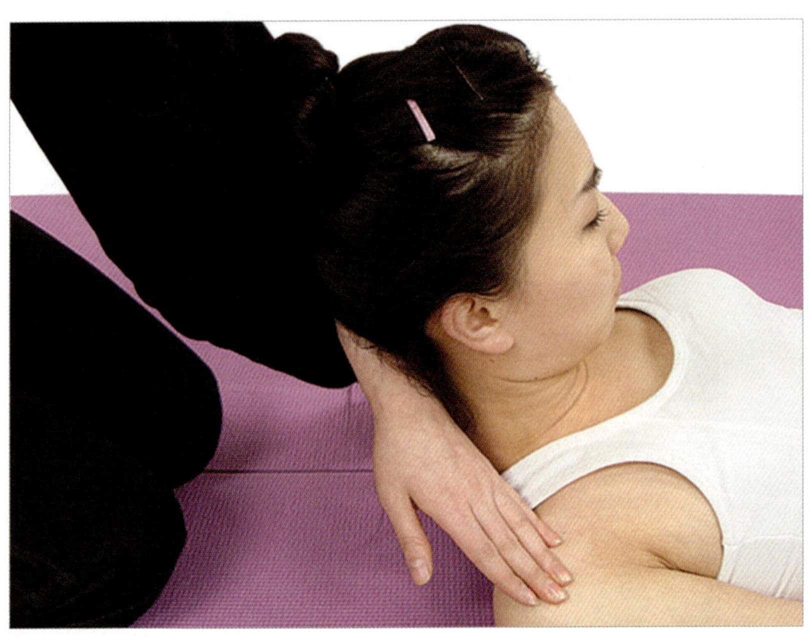

2 견갑근 압박법

▶**효과** 목과 머리 통증, 어깨 등 통증, 상지 운동장애, 견 관절염, 견 관절 활동 장애.
　　　견부의 근육 위축을 예방하고 치료한다.

▶**시술부위** 견부

▶**시술방법** 피시술자는 앉은 상태이고 시술자는 뒤에 무릎 꿇고 앉아서 양손으로 어
　　　　깨 근육을 유념한 다음 어깨와 목, 등을 두드린다.

▶**point** 점차 강하게 주무르다가 다시 가볍게 두드린다.

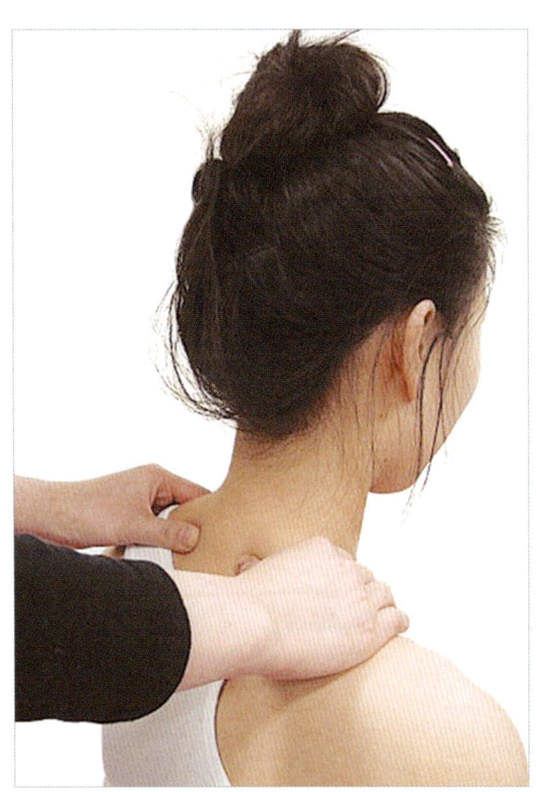

생활마사지의 시술법 Ⅱ

Section
3

1. 시작동작

1 대둔부 족심법

▶**효과** 반신불수, 요추간판 돌출증, 요부 근육손상, 두통, 목덜미가 뻣뻣한 증상을 예방하고 치료한다.

▶**시술부위** 둔부 아래쪽

▶**시술방법** 피시술자는 엎드린 자세이고 시술자는 마사지용 링을 잡고 앞을 향하여 먼저 한쪽 발로 대퇴근부, 둔부 아래쪽을 디딘 다음 다른 한쪽 발로 올려 밟는다.

▶**point** 안정된 동작으로 시술 부위를 정확히 밟아야 하며 다리와 발은 떨지 말아야 한다.

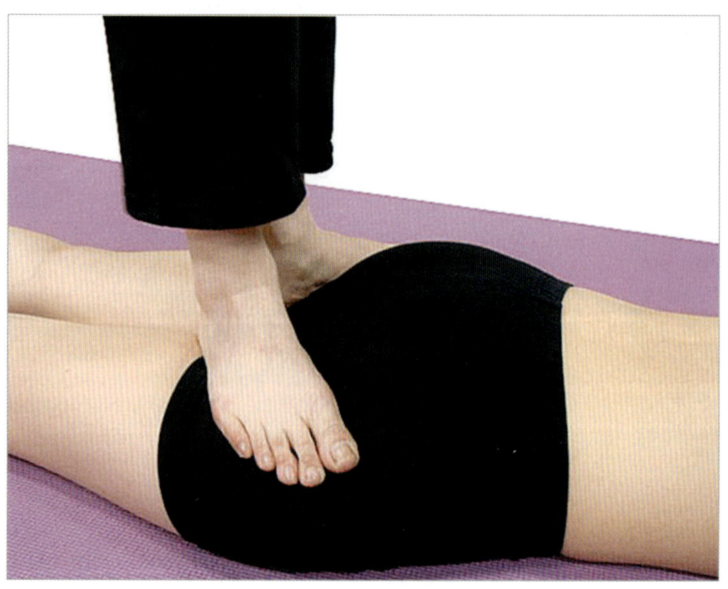

2 요저부 교차 족심법

▶**효과** 요저 통증, 좌골신경통 등을 예방하고 치료한다.

▶**시술부위** 요저부

▶**시술방법** 피시술자는 엎드린 자세이고 시술자는 마사지용 링을 잡고 양 발바닥을 서로 번갈아가면서 요저부를 1~2분간 횡으로 밟는다.

▶**point** 시술자는 피시술자의 호흡과 체질에 따라 시술 시간과 힘을 잘 조절해야 한다.

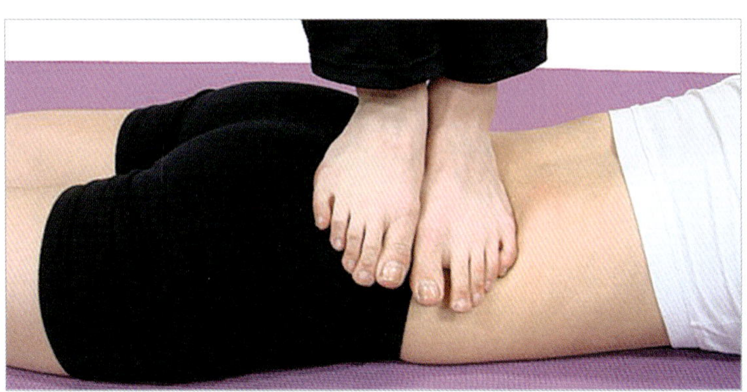

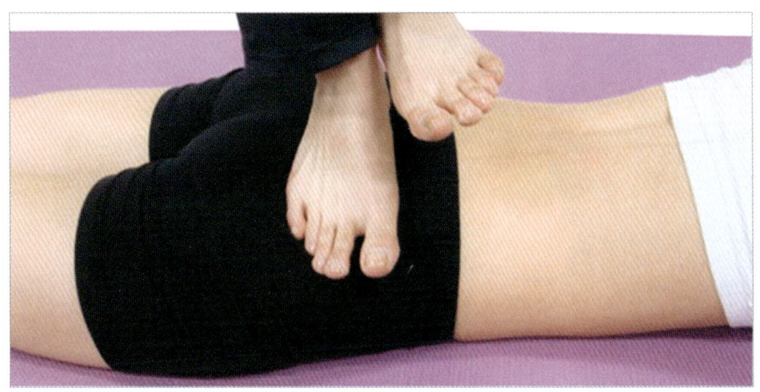

2. 배부 마사지

1 요저부, 척추부, 견부 압박 신전법

▶**효과** 허리, 척추, 어깨의 피로를 해소한다.

▶**시술부위** 배요부

▶**시술방법** 한 발을 요저부에 놓고 다른 발로는 요부에서 척주 옆을 따라 견부까지 밀어준다. 이때 몸무게가 뒤에서 앞으로 이동한 다음 원 위치로 돌아오면서 발을 바꾸어 시술한다.

▶**point** 양손으로 마사지용 링을 잡고 몸무게를 조절하면서 이동하고 부드럽게 발바닥으로 밀어준다.

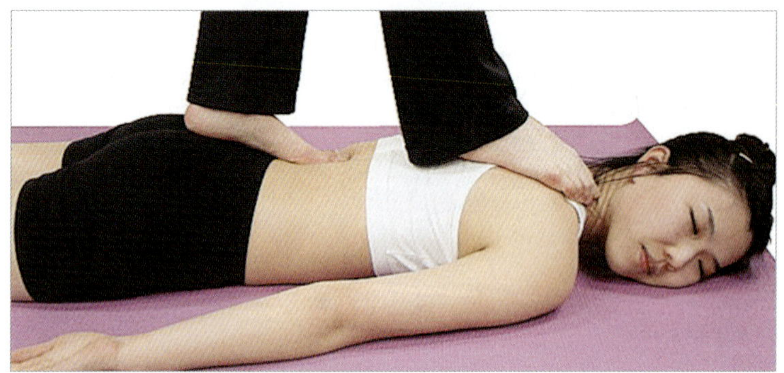

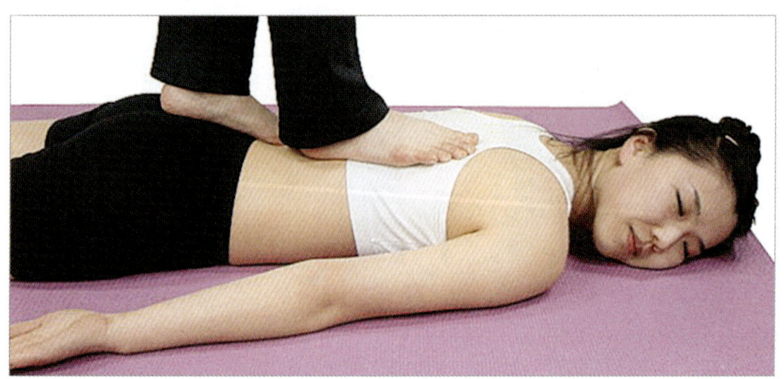

2 척주 압박법

▶**효과** 척추의 기혈을 조화롭게 한다.

▶**시술부위** 배부

▶**시술방법** 아래와 같은 자세에서 시술자는 한쪽 발로 요부부터 척추 가운데를 따라 경부까지 반복해서 밀어준 다음, 경부에서 점압하면서 요부까지 다시 내려온다.

▶**point** 발바닥을 평행으로 밀면서 부드럽게 자극한다.

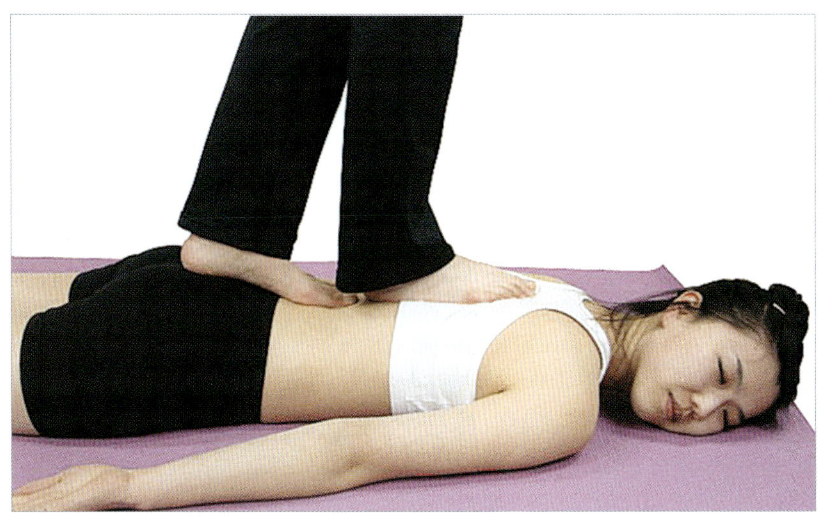

3. 요부 마사지

1 요둔부 압박법

▶**효과** 허리근육 손상, 요추간판 돌출증 등을 예방하고 치료한다.

▶**시술부위** 요부

▶**시술방법** 피시술자는 엎드린 자세이고 시술자는 양 발가락의 지첨으로 요추의 양쪽 부위를 점압한다. 까치발 모양으로 세워서 양 엄지발가락으로 지압한다.

▶**point** 피시술자의 체질에 따라 압을 조절하며 시술시에는 발가락을 움직이지 말아야 한다.

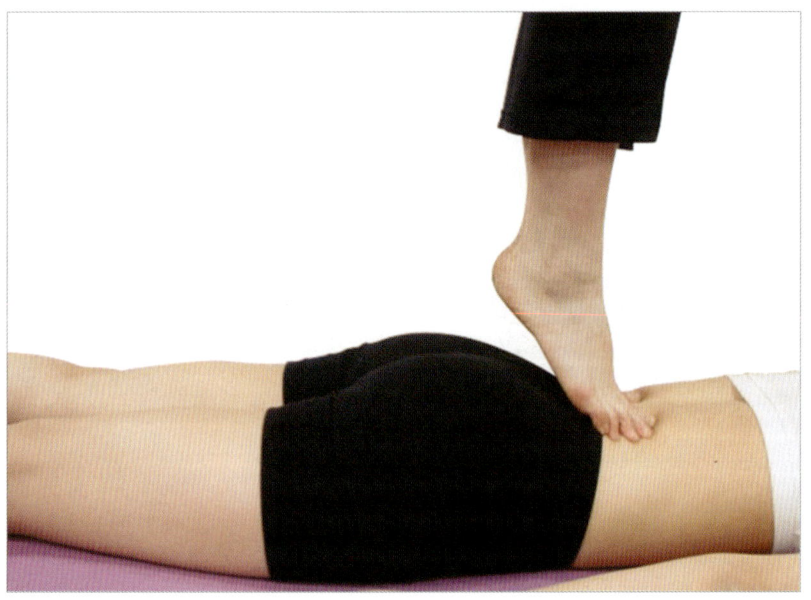

2 요부 마찰 신전법

▶**효과** 허리근육 손상, 요부 활동장애 등을 치료한다.

▶**시술부위** 요부

▶**시술방법** 시술자는 양발을 '八'자 모양으로 벌려 요부에 놓고 허리 가운데부터 양
쪽으로 미끄러지듯 밀어주며 1~2분간 반복 시술한다.

▶**point** 양발의 힘을 손으로 조절한다.

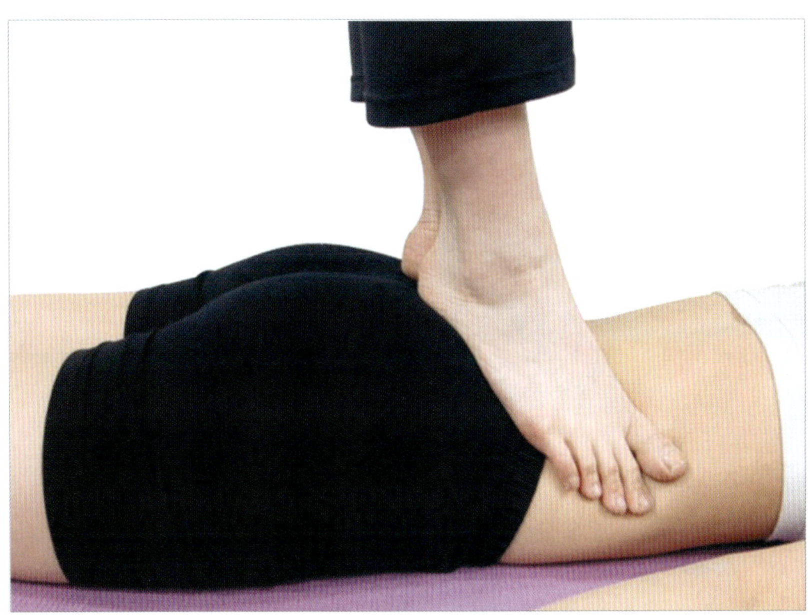

3 둔부 압박 신전법

▶**효과** 요추간판 돌출증, 둔부 통증, 남성 성기능 장애, 월경불순 등
을 예방하고 치료한다.

▶**시술부위** 둔부

▶**시술방법** 시술자는 양발을 '八' 자 모양으로 벌려 둔부에 놓고 양쪽
으로 미끄러지듯이 밀어준다.

▶**point** 양발의 힘을 손으로 조절한다.

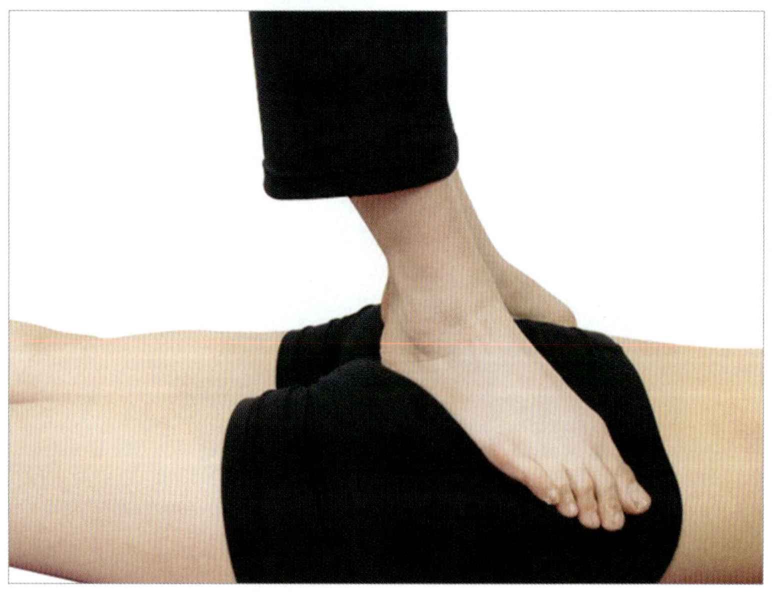

4. 배, 견, 박부 마사지

▶**효과** 주로 경배부 통증, 견관절염, 척주염, 척주 굴신 장애 등을 예방하고 치료한다.

▶**시술부위** 등, 어깨, 팔

▶**시술방법** 양 발바닥으로 허리부터 어깨까지 거꾸로 '八' 자 모양으로 밀어준 다음 '八' 자 모양으로 점압한다. 반복 시술한 다음 '八' 자 모양으로 어깨를 압박하고 나중에 팔로 옮겨가서 압박하고 어깨 위에서 동작을 마무리한다. 5~6분간 시술한다.

▶**point** 숙련된 동작으로 힘 조절을 잘 하며 시술한다.

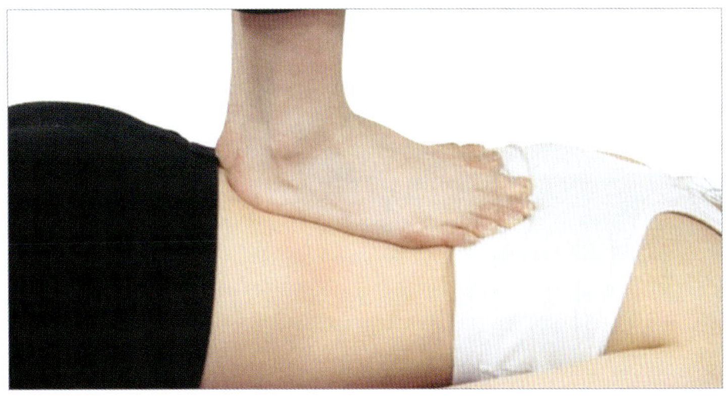

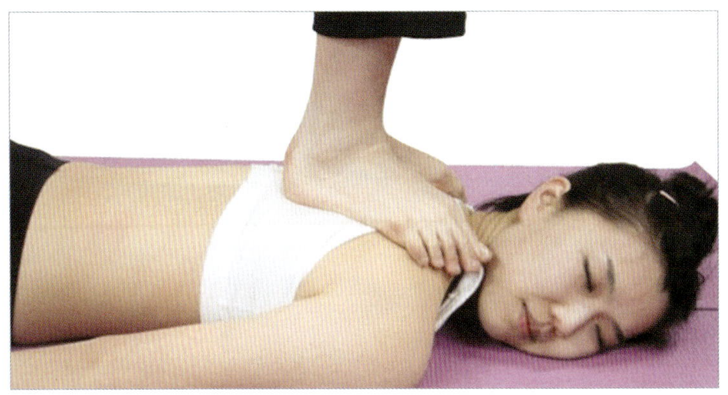

5. 배요족부 마사지

1 배요부 압박 신전법

▶**효과** 요배부 통증, 요추간판 돌출증, 허리 근육손상, 식욕부진 등을 예방하고 치료한다.

▶**시술부위** 배요부

▶**시술방법** 피시술자는 엎드린 자세이고 시술자는 반대 방향으로 서서 양발바닥으로 피시술자의 배요부를 '八'자 모양으로 척주를 따라 요부까지 반복해서 밀어준다.

▶**point** 시술자는 피시술자와 반대 방향으로 서서 시술한다.

2 요둔부를 진동하기

▶**효과** 요추간판 돌출증, 요가관절염 등을 예방하고 치료한다.

▶**시술부위** 요둔부

▶**시술방법** 배요부 압박 신전법 동작의 연속으로 시술자는 족근으로 피시술자의 요저부를 딛고 진동한다.

▶**point** 무릎을 펴서 리듬있게 진동한다.

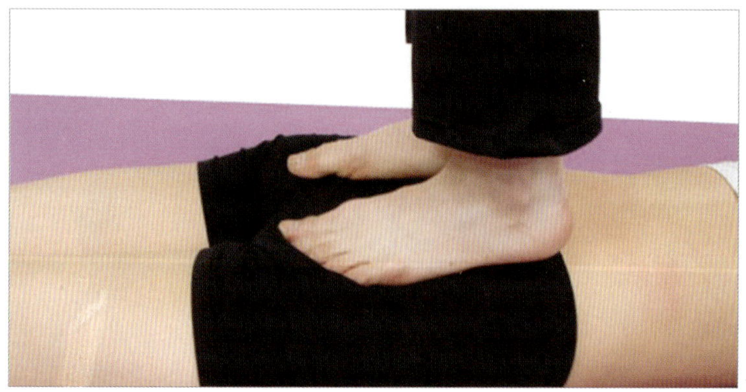

3 족부 신전 압박법

▶**효과** 요추간판 돌출증, 하반신불수, 하지 마비, 통증 등을 예방하고 치료한다.

▶**시술부위** 하지

▶**시술방법** 아래와 같이 시술자는 족심법을 이용하여 즉 양 발바닥으로 다리부터 발까지 밀어준 다음 족근과 발바닥을 압박한다. 손을 앞으로 움직여 몸을 바로 세우고 다시 반복해서 시술한다.

▶**point** 양손을 신속히 바꿔주면서 몸무게의 중심을 이동해야 하며 힘 조절을 조화 있게 잘 해야 한다.

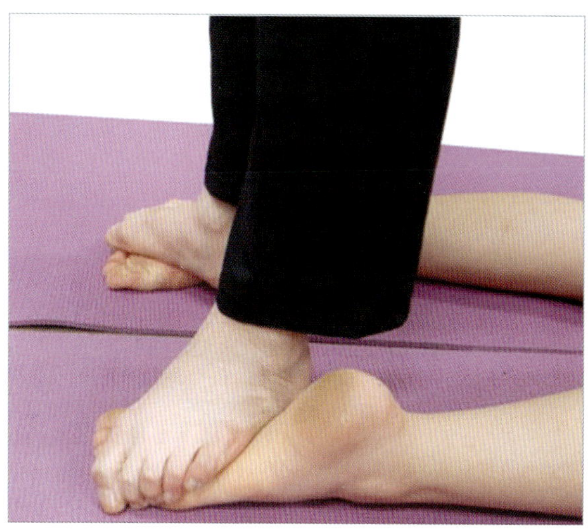

6. 하지 마사지

1 대퇴후두부 하지 혈류법

▶**효과** 퇴행성 슬관절염, 요추간판 돌출증, 하지 마비위축 등을 예방하고 치료한다.

▶**시술부위** 대퇴 후부

▶**시술방법** 피시술자는 엎드린 자세이고 시술자는 한 발을 대퇴근 둔부에 놓고 다른 발을 발등에 겹쳐놓고 하지의 혈액 흐름을 2~3분간 막는다. 천천히 발을 뗀다.

▶**point** 너무 오래 밟지 않도록 유의한다.

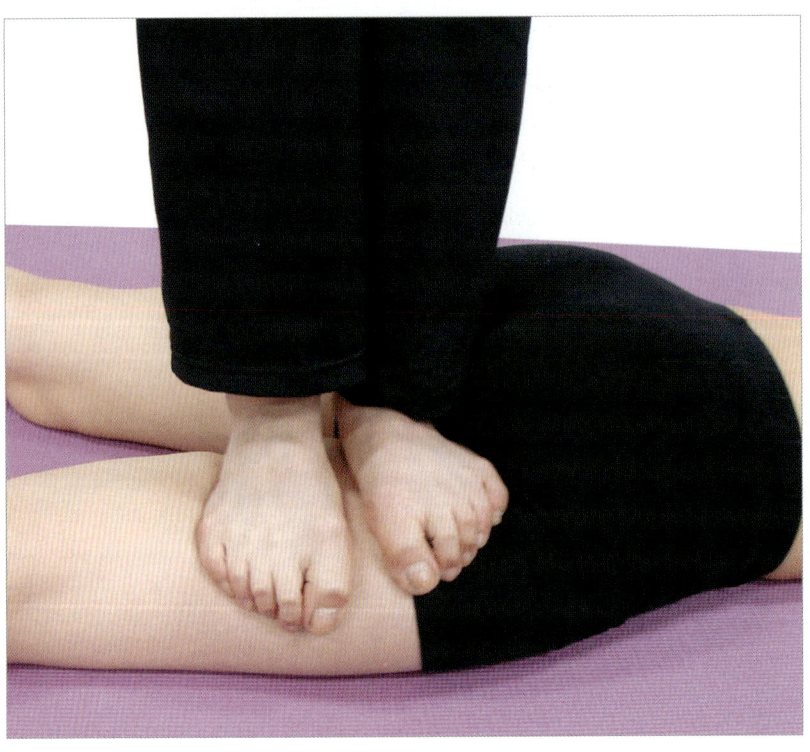

2 하지 신전 압박법

▶**효과** 반신불수, 요추간판 돌출증, 풍습성 관절염, 소변색이 노란 증상, 머리가 어지럽고 무거운 증상을 예방하고 치료한다.

▶**시술부위** 아랫 다리

▶**시술방법** 대퇴후두부 하지혈류법 동작의 연속으로 시술자는 한 발로 대퇴근둔부를 딛고 다른 발로 아랫다리부터 천천히 근건부까지 압박을 가한다.

▶**point** 몸무게는 대퇴둔부을 디딘 발에 두고 다른 발로 가볍게 자극한다.

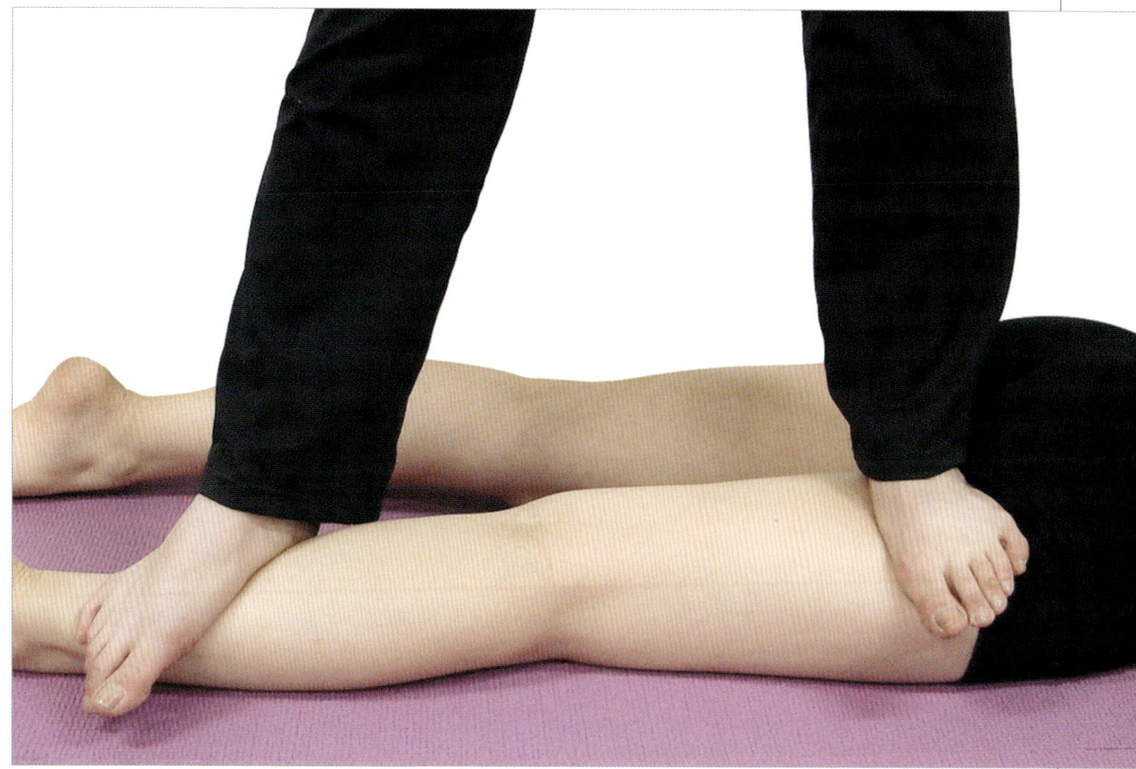

3 슬관절 굴전 압박법

▶**효과** 요추간판 돌출증, 슬관절염, 굴신 장애 등을 예방하고 치료한다.

▶**시술부위** 다리

▶**시술방법** 피시술자는 엎드린 자세이고 시술자는 마사지용 평행봉을 잡고 한쪽 발로 대퇴 가운데를 딛고 다른 발로 피시술자의 발을 걸어들고 무릎을 굽히게 한 다음 발바닥으로 발등을 내리누른다.

▶**point** 너무 강하게 압박하지 말고 부드러우면서도 탄력있게 시술해야 한다.

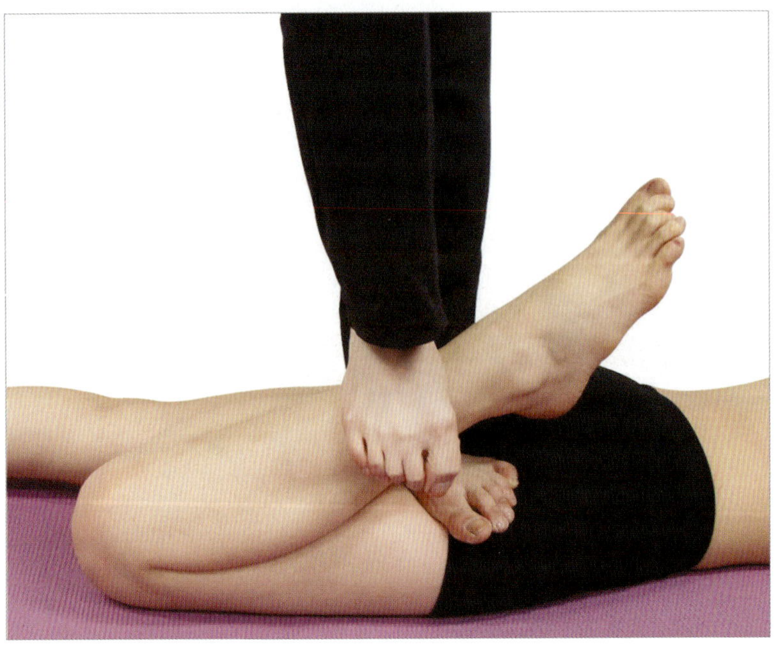

7. 마무리기법

1 발바닥 압박법

▶**효과** 허리와 다리 통증, 반신불수, 불면증 등을 예방하고 치료한다.

▶**시술부위** 족부

▶**시술방법** 양 발을 번갈아가면서 피시술자의 발바닥과 족근을 밟는다.

▶**point** 압박의 세기는 발뒤꿈치로 조절하거나 마사지용 봉으로 조절한다.

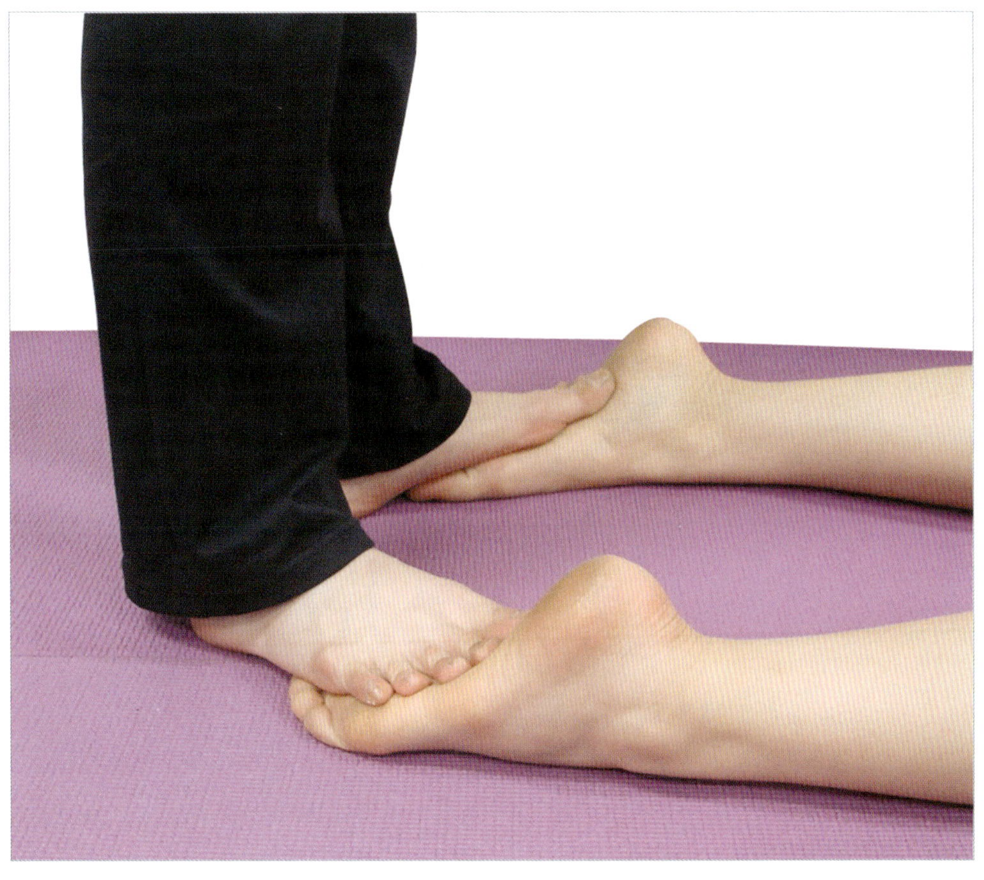

2 족저 타법

▶효과 불면증, 번열증 등을 예방하고 치료한다.

▶시술부위 족부

▶시술방법 먼저 한쪽 발가락 지첨으로 피시술자의 발바닥과 족근을
찬 다음 발을 바꾸어 다른 발도 시술한다.

▶point 피시술자가 감당할 수 있는 정도로 리듬 있게 자극한다.

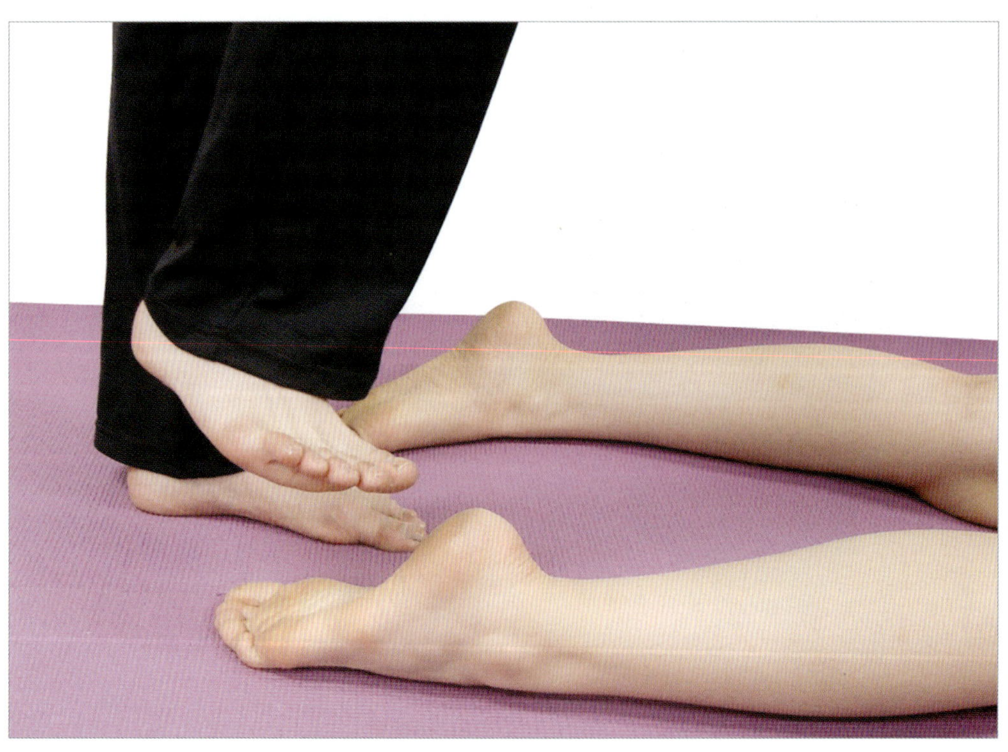

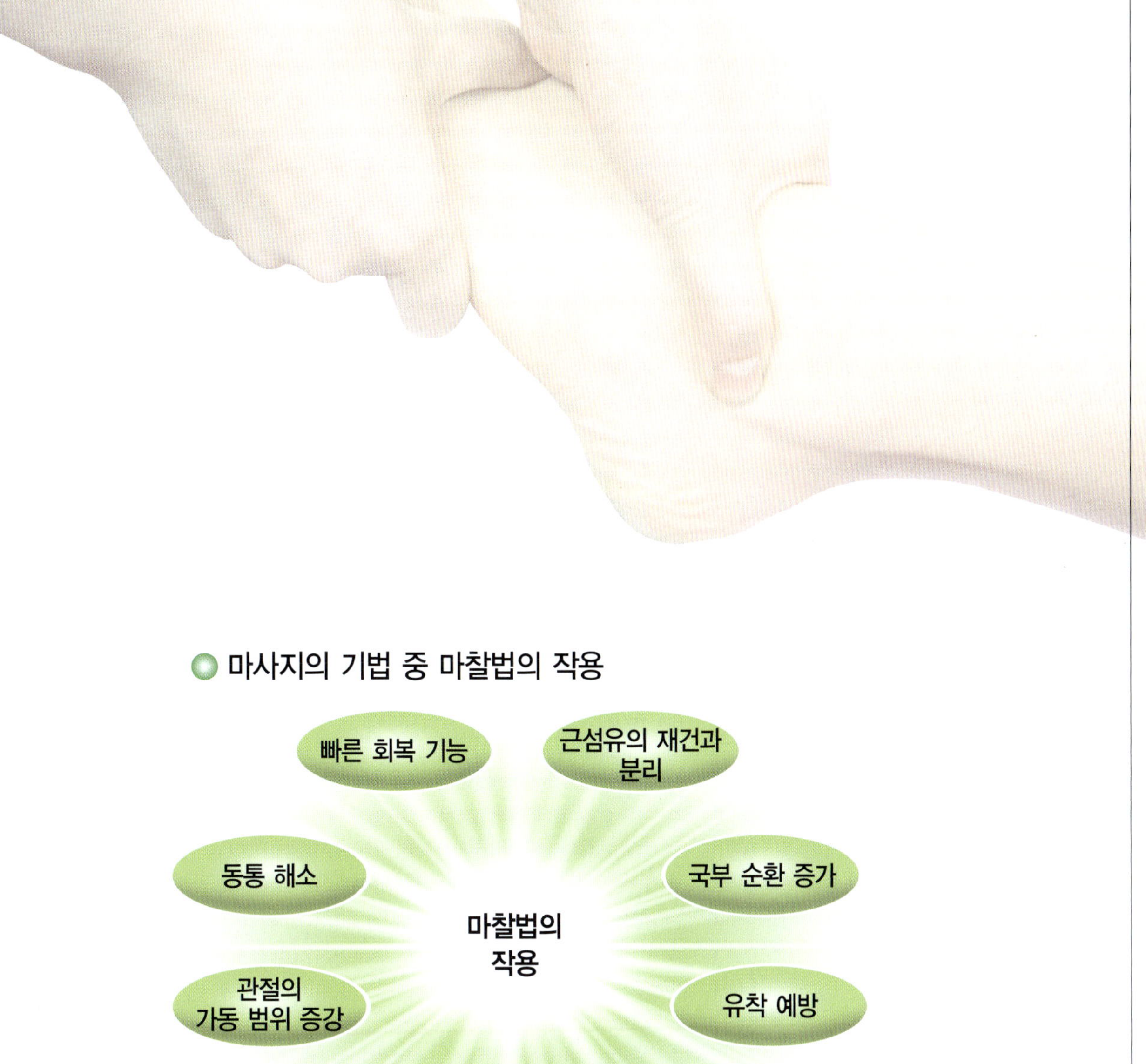
마사지의 기법 중 마찰법의 작용

빠른 회복 기능
근섬유의 재건과 분리
동통 해소
국부 순환 증가
마찰법의 작용
관절의 가동 범위 증강
유착 예방
부상방지 및 회복 촉진
건과 인대의 유착분리

Section
4

생활마사지의 시술법 Ⅲ

1. 배요부 및 배부 마사지

1 요부 · 배부 · 견부 경찰법

▶**효과** 피부를 매끄럽게 하고 배요부의 마비나 통증을 예방하고 치료한다.

▶**시술부위** 배요부

▶**시술방법** 피시술자는 엎드린 자세이고 시술자는 옆에 서서 양손으로 마사지 크림을 요부부터 배부까지 발라준다.

▶**point** 적당한 양의 마사지 크림을 발라주어야 하며 기법은 부드럽고 천천히 해야 한다.

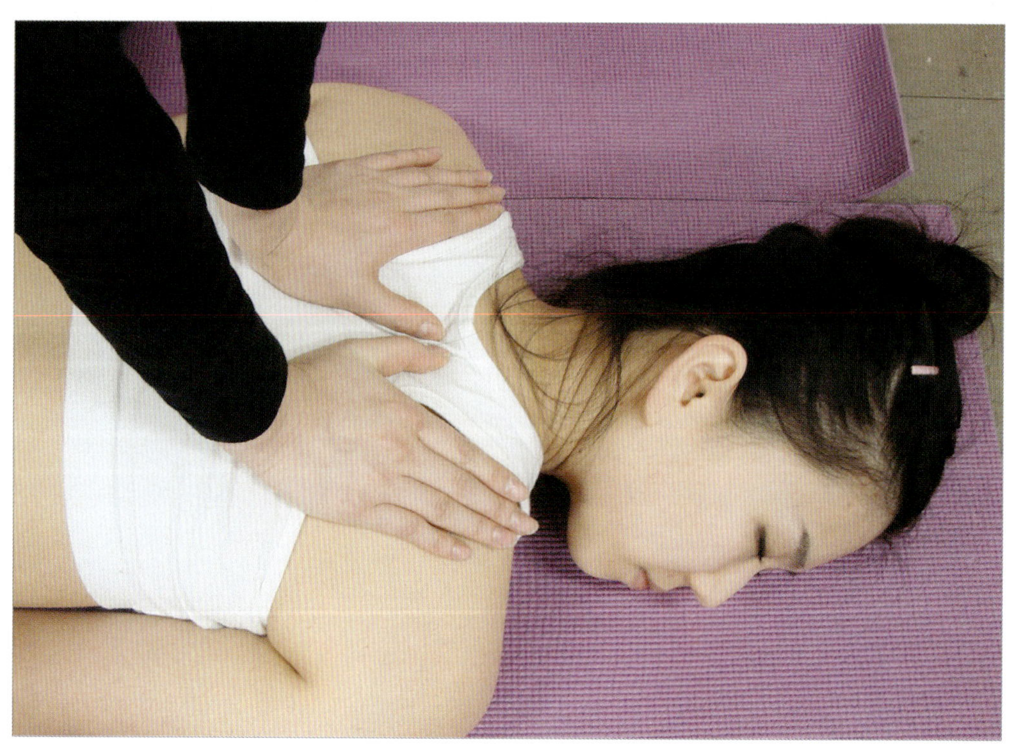

2 배부 경찰법

▶**효과** 감기, 요배부 통증, 정서 불안 등을 예방하고 치료한다.

▶**시술부위** 배부

▶**시술방법** 시술자는 양 손바닥으로 배부의 구석구석을 경찰한다.

▶**point** 부드럽고 천천히 쓰다듬는다.

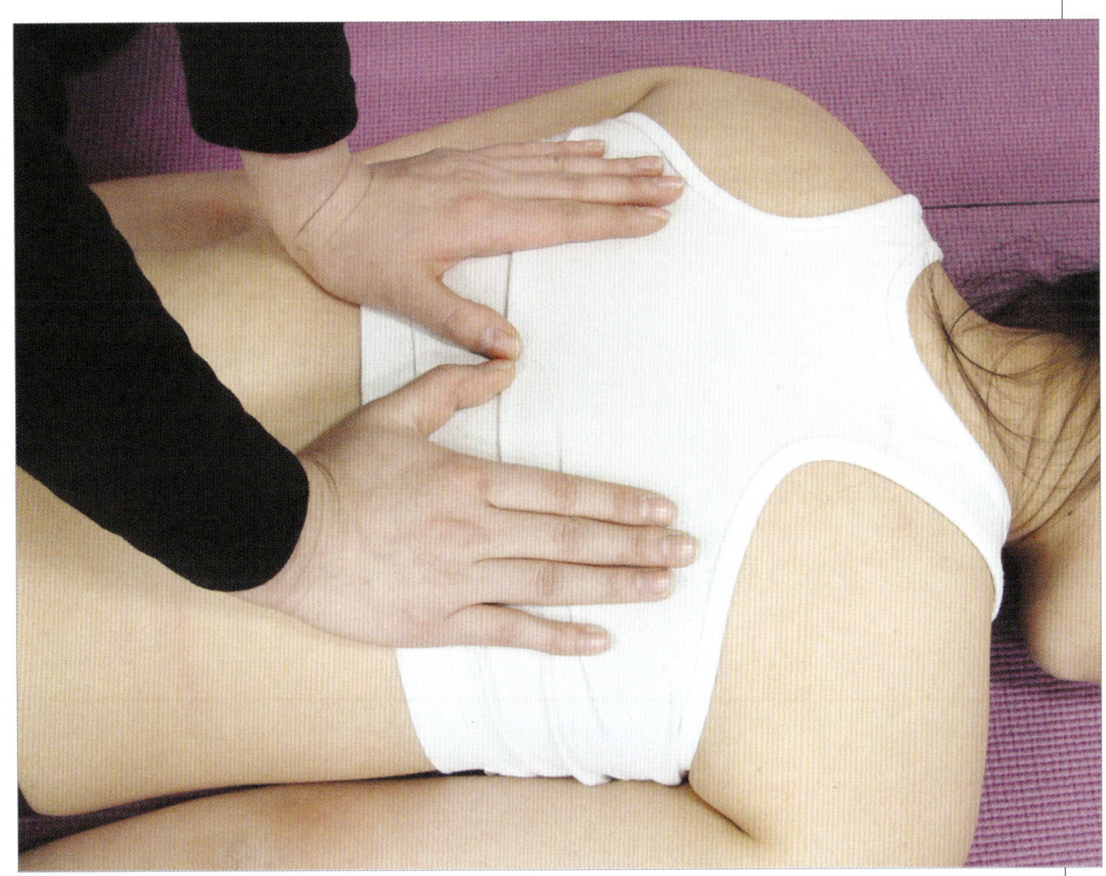

3 요부 유념법

▶**효과** 기혈을 돕고 장부 기능을 개선하며 면역력을 높여 준다. 불면증, 위장 질환, 신경쇠약, 월경불순, 생리통 등을 예방하고 치료한다.

▶**시술부위** 척주 양측

▶**시술방법** 아래와 같은 자세에서 시술자는 주먹을 쥐고 엄지손가락과 식지 중절지로 척주 양측 근육을 집어 가볍게 유념하면서 앞으로 이동한다.

▶**point** 피시술자는 최대로 힘을 빼고 시술자는 척주 양측 근육을 집을 때 너무 많거나 너무 적게 집어서도 안 된다. 힘 조절을 잘 하여 피시술자가 아프지 않으면서도 시원한 느낌을 가지게 해야 한다.

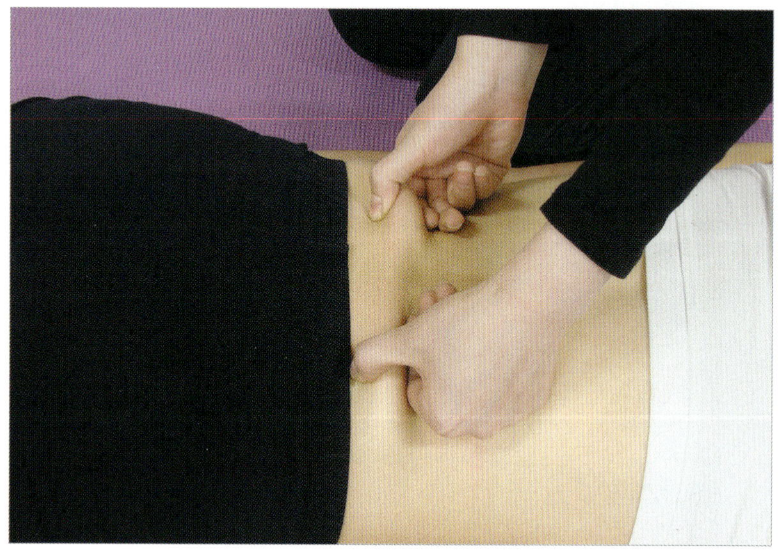

4 척주 압유법

▶**효과** 요추간판 돌출증, 허리근육 손상 등을 예방하고 치료한다.

▶**시술부위** 배요부

▶**시술방법** 아래와 같이 엎드린 자세에서 시술자는 양 손바닥으로 척주 양측과 정중앙선을 압유, 경찰한다.

▶**point** 가볍게 반복해서 시술한다.

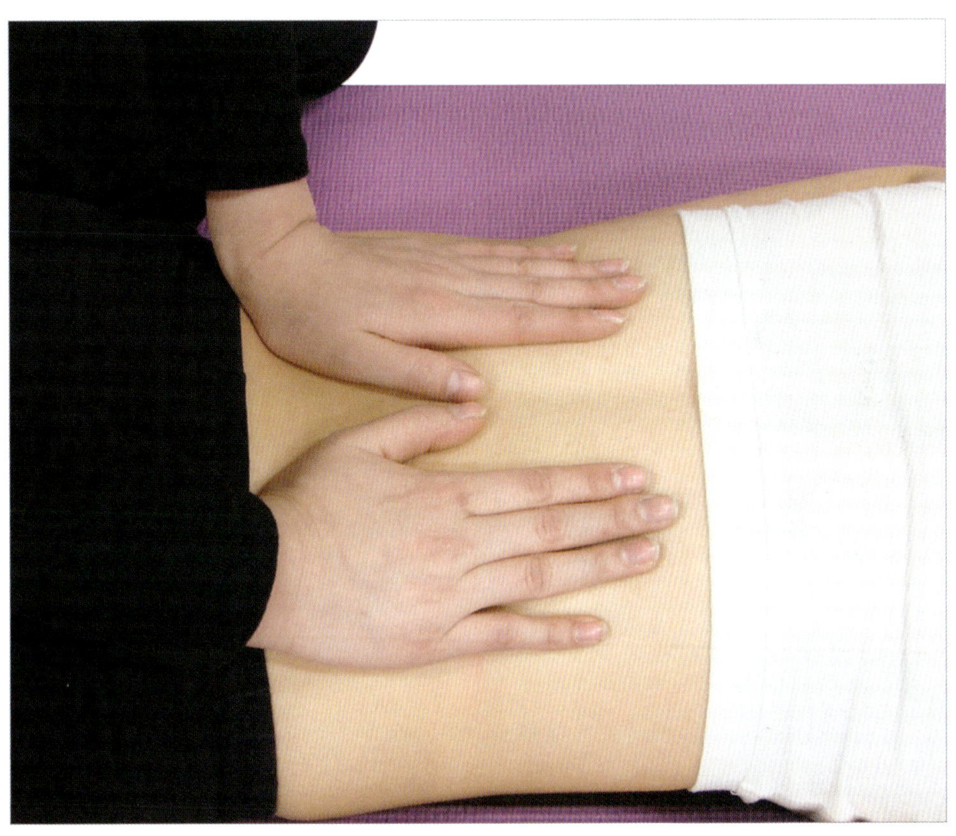

5 배부 타법

▶**효과** 가슴이 답답하고 숨이 차고 찬 증상, 요배부와 두부 통증을 예방하고 치료한다.

▶**시술부위** 배요부

▶**시술방법** 아래와 같이 엎드린 자세에서 시술자는 양손을 합장하여 배요부를 두드리거나 또는 빈 주먹을 번갈아가면서 1~2분간 절타한다.

▶**point** 리듬감 있게 소리가 나도록 절타한다.

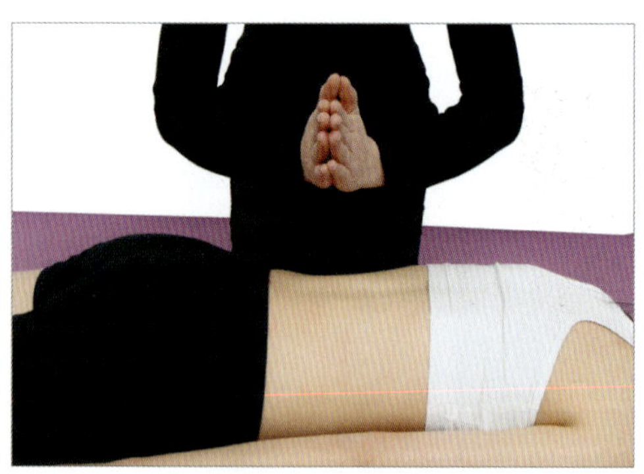
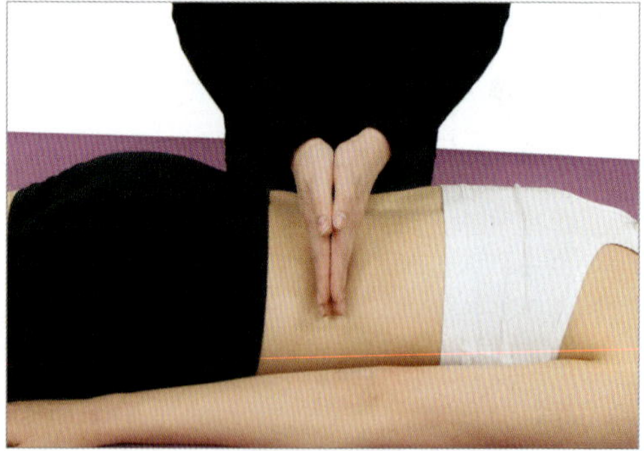
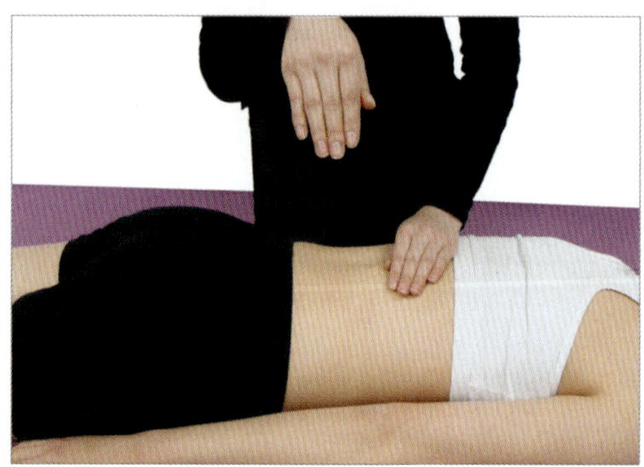
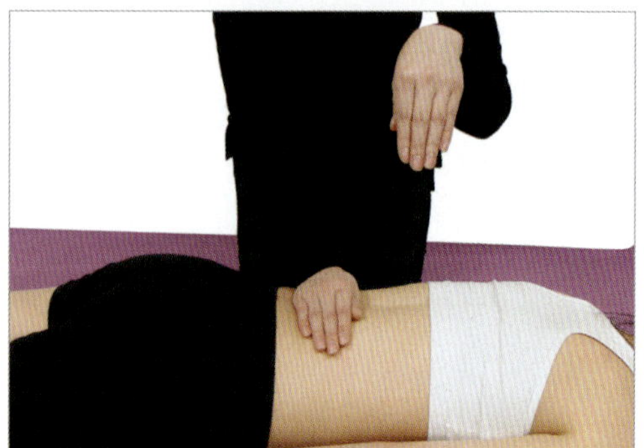

6 온습포 처치법

▶**효과** 남성의 성기능 장애, 여성의 월경불순 등을 예방하고 치료한다.

▶**시술부위** 요부

▶**시술방법** 뜨거운 수건 세 개 정도를 물기를 빼서 요배부에 펴고 그 위에 큰 타올을 올려놓고 5분 후에 걷어낸다.

▶**point** 피술자에의 상태에 따라 타올 온도를 조절한다.

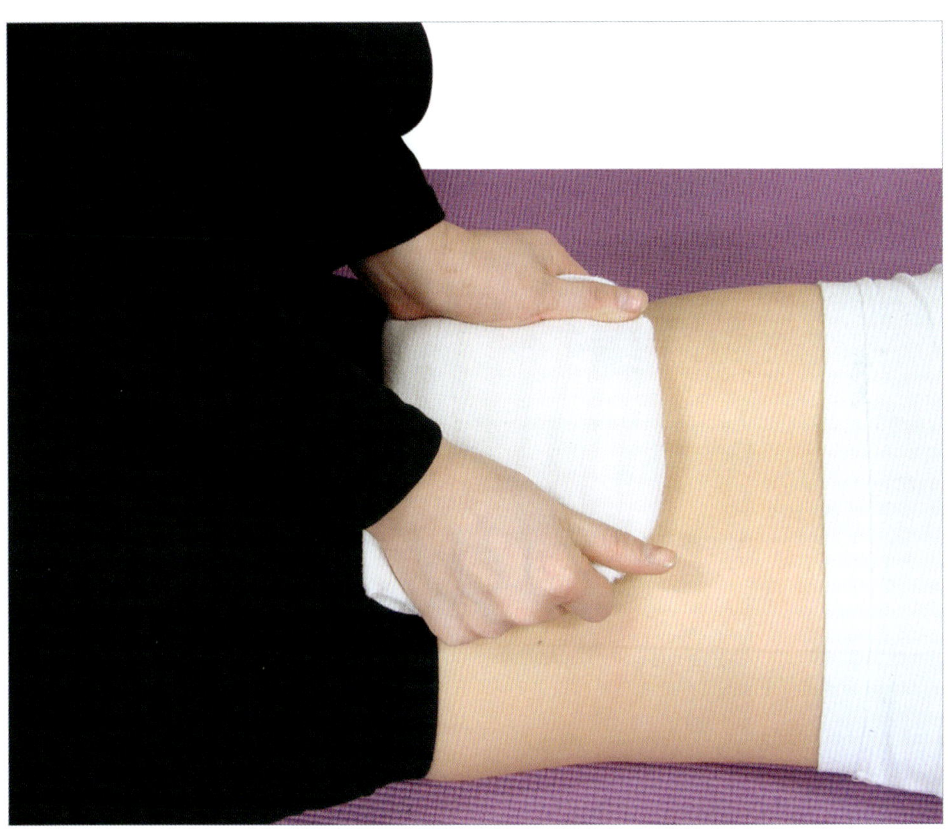

2. 각 부위별 생활마사지

1 발·다리 마사지

다리는 기·혈·수 등의 흐름이 막혀 잘 붓는 부위이다. 체중이 만성화되면 노폐물이 쌓여 피로나 부종 외에 냉증이나 악취 증상도 나타나게 된다. 신경이나 방광경 등의 경락을 중심으로 발바닥에서 허벅지 방향으로 마사지를 실시하여 체내 기·혈·수의 흐름을 개선해보자.

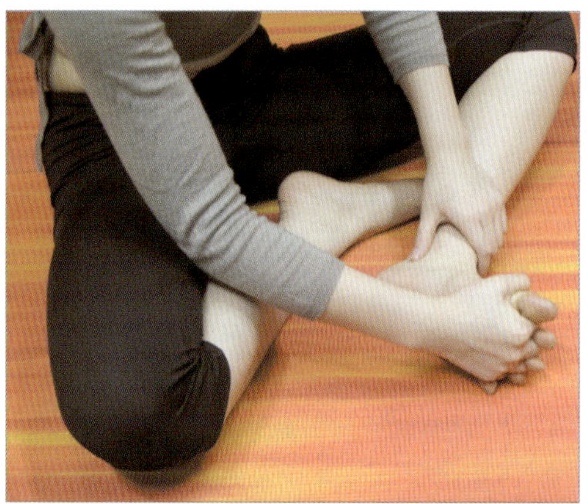

발바닥 전체를 엄지로 누르고 주먹으로 문지른다.

① 모지압박법
② 지과경찰법

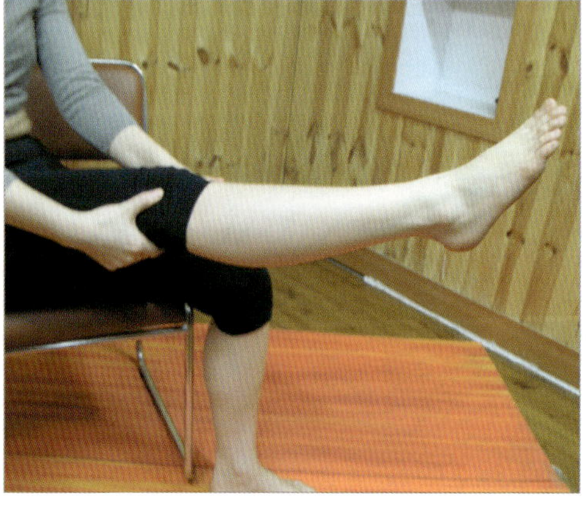

대퇴부를 누르고 문지른다.

① 양손을 겹쳐 체중을 실은 상태에서 허벅지 안쪽을 무릎부터 누른다
② 허벅지 안쪽을 무릎부터 양손으로 교대로 문지른다. 반대쪽도 같은 요령으로 실시한다.

2 손과 팔 마사지

어깨 결림이나 눈이 피로해지는 원인은 의외로 팔이나 겨드랑이에 있는 경락이나 림프의 흐름이 주된 원인일 수 있다. 겨드랑이 아래 림프절을 자극하면 팔이나 가슴 주변의 림프 흐름을 촉진시키는 데 효과적이다.

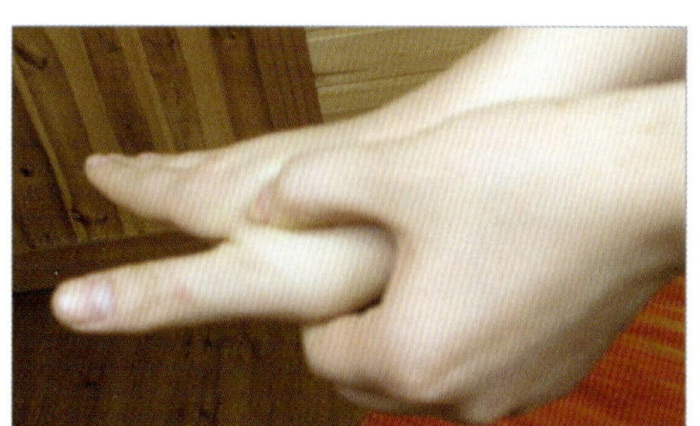

손바닥 전체를 엄지로 누른다.

손바닥에 엄지를 대고 천천히 체중을 실어 누른다. 손바닥 전체를 누른다. 반대쪽도 같은 요령으로 실시한다.

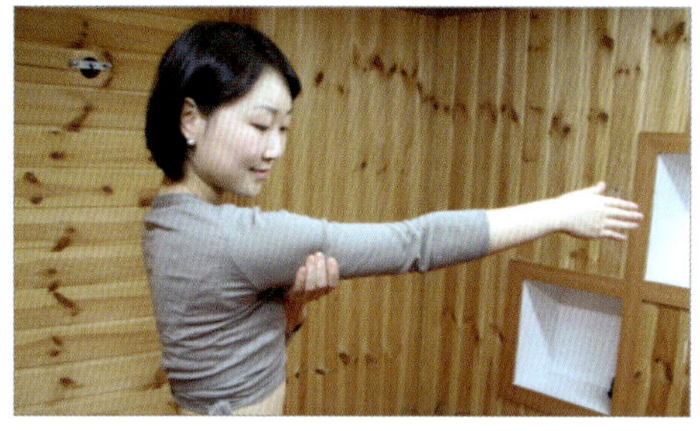

겨드랑이 아래까지 문질러 4개 손가락으로 누른다.

① 손바닥으로 가슴 옆에서 겨드랑이 아래까지 문질러 올라간다.

② 겨드랑이 아래에 4개 손가락을 대고 누른다. 반대쪽도 같은 요령으로 실시한다.

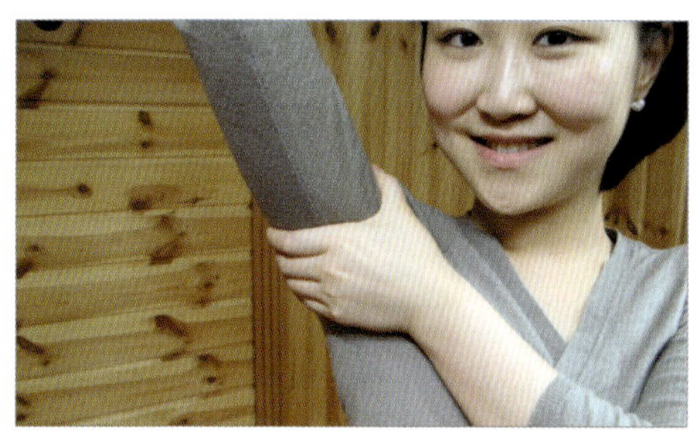

팔을 손목에서 겨드랑이 아래를 향해 문지른다.

팔 안쪽에 손바닥을 밀착시켜 손목에서 겨드랑이 아래를 향해 팔 전체를 문지른다. 반대쪽도 같은 요령으로 실시한다(수장경찰법).

3 등 마사지

등이 결릴 때에는 내장 어딘가에 이상현상이 있을 수 있다. 등에는 방광 어깨와 경락이 있는데 각 장부의 이름 앞에 붙은 경혈이 모여 있어 각 장부의 상태를 나타내준다. 등의 뾰루지나 색깔은 내장 상태를 보여주기 때문에 체내의 컨디션을 쉽게 알 수 있다.

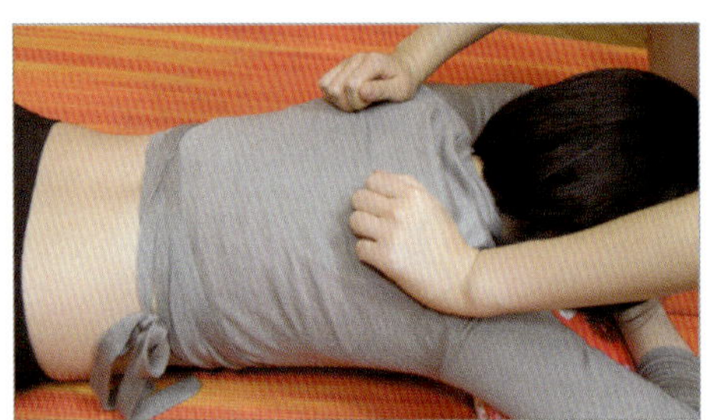

등을 주먹으로 문지른다.

등의 가능한 한 높은 위치에 양손으로 주먹을 대고 교대로 허리 방향으로 문지른다.

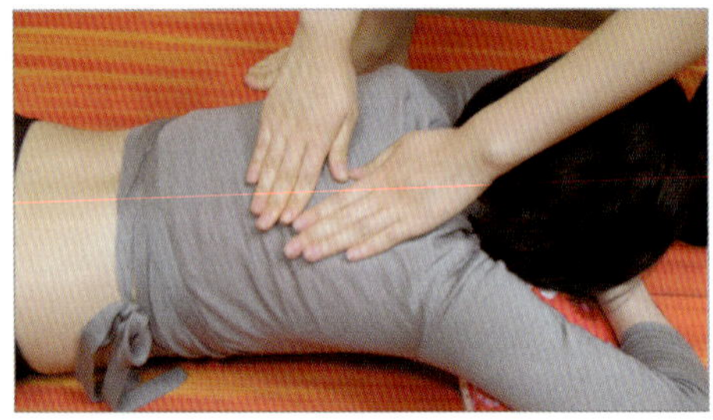

등 전체를 손바닥으로 문지른다.

양 손바닥을 등의 가능한 한 높은 위치에 대고 척추 부위와 그 주변을 교대로 아래 방향으로 문지른다. 몸을 좌우로 움직이면서 실시하면 좀 더 문지르기 쉽다.

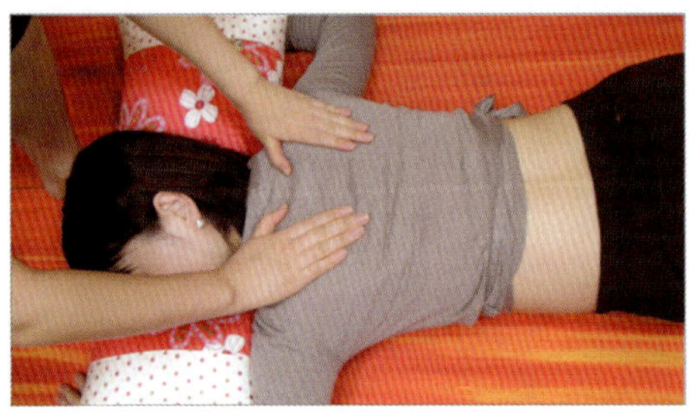

등을 두드린다.

양 손바닥을 약간 오목하게 만들어 등의 높은 위치에서 아래 방향으로 교대로 두드린다. 몸을 조금 앞으로 숙이고 실시하면 두드리기 편하다.

4 요부와 복부 마사지

배 마사지를 실시하면 내장의 컨디션을 조절하고 체내 배설능력을 높여준다. 똑바로 누워 무릎을 세운 상태에서 실시하면 릴랙스되어 보다 효과적으로 할 수 있다.

늑골 주변을 누르고 문지른다.

① 양손 끝으로 늑골 하부 주변을 내측에서 외측으로 겹쳐 누른다. 반대쪽도 같은 요령으로 실시한다.

② ①과 같은 장소를 양손의 4개 손가락으로 교대로 문지른다.

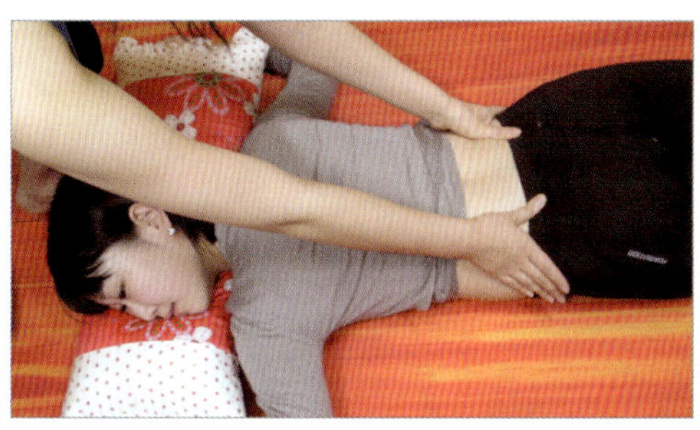

서혜부를 누르고 문지른다.

① 양손 끝을 요골에 겹쳐 내측을 향해 서혜부를 누른다. 반대쪽도 같은 요령으로 실시한다.

② ①과 같은 부위를 양손의 4개 손가락으로 문지른다.

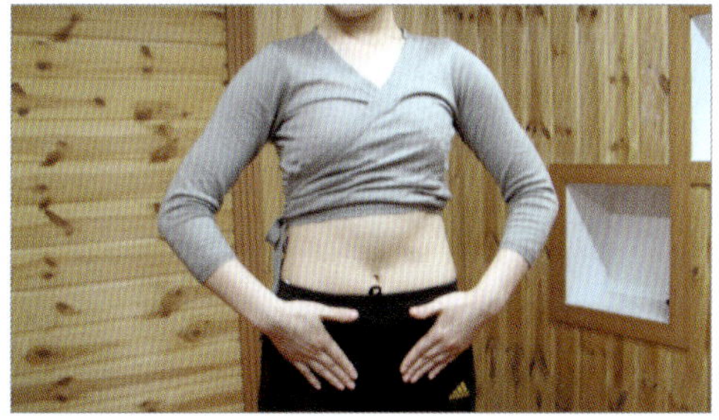

복부 중심을 누르고 문지른다.

① 양손 끝을 명치에 겹쳐 하복부까지 복부 중앙을 누른다.

② ①과 같은 장소를 양 손바닥으로 교대로 문지른다.

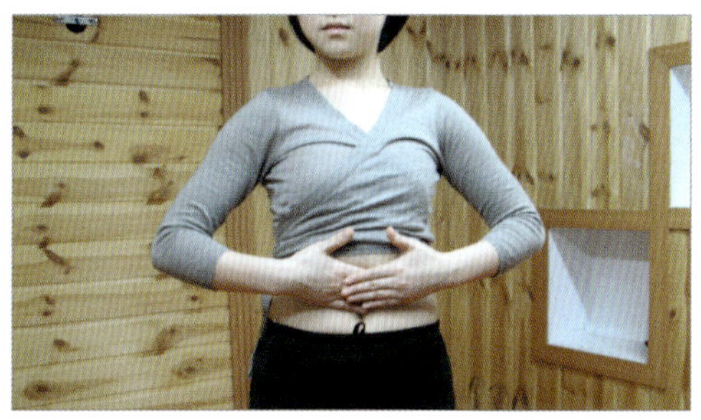

5 쇄골과 안면 마사지

림프마사지는 안면 뿐만 아니라 목이나 데콜테 주변에 걸쳐 실시한다. 림프마사지를 하면 경락이나 목 림프, 혈액의 흐름이 좋아져 얼굴의 부종이나 피부 트러블 등을 보다 효과적으로 개선할 수 있다.

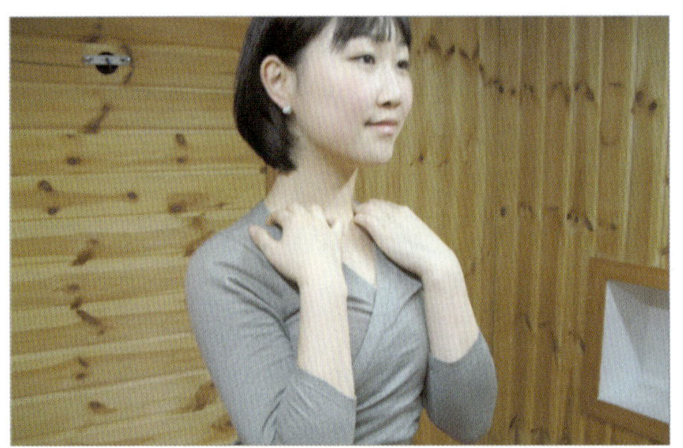

쇄골 상하를 누르고 문지른다.

① 4개 손가락을 어깨에 대고 쇄골 위를 따라 몸의 중심까지 누른 후 쇄골 아래를 누른다. 반대쪽도 같은 요령으로 실시한다.

② 4개 손가락으로 쇄골 위를 교대로 문지른다. 그후 손바닥으로 쇄골 아래를 중앙에서 겨드랑이 아래로 교대로 문지른다.

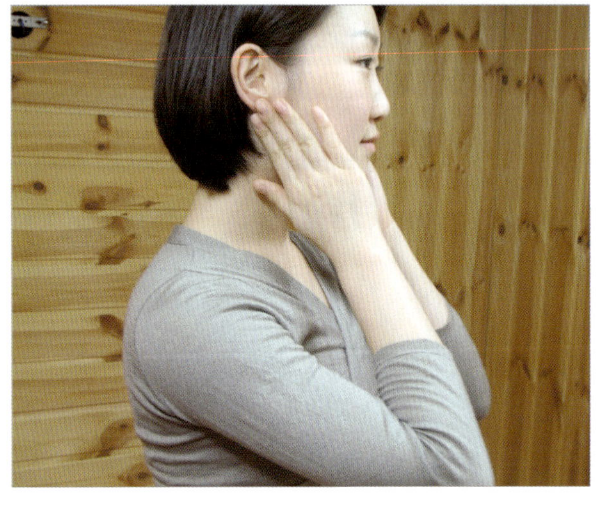

목 측면을 누르고 문지른다.

① 귀 밑에 손바닥을 대고 손에 머리를 올리듯이 머리를 기울이고 누른다. 반대쪽도 같은 요령으로 실시한다.

② 4개 손가락으로 귀 밑에서 쇄골 중앙을 향해 문지른다. 반대쪽도 같은 요령으로 실시한다.

얼굴 전체를 누르고 문지른다.

① 4개 손가락을 턱 끝에 대고 관
  자놀이를 향해 얼굴의 무게를
  손에 실으면서 누른다. 콧방울
  에서 관자놀이, 이마 중앙에서
  관자놀이도 같은 요령으로 누른
  다.
② ①과 같은 장소를 따라 4개 손
  가락으로 문지른다.

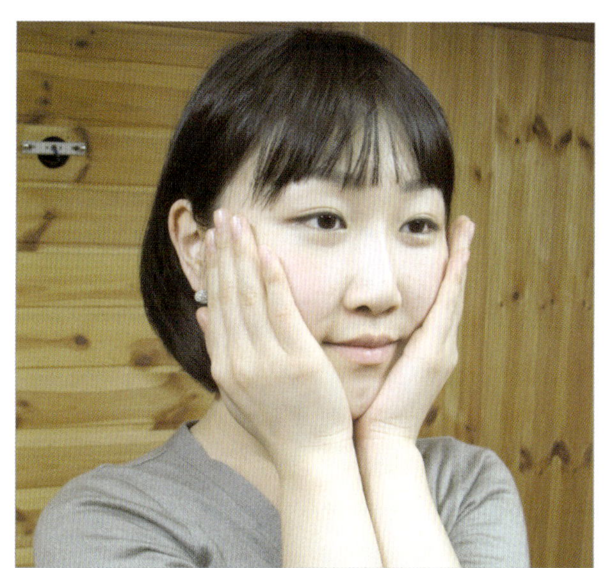

얼굴 전체를 두드린다.

턱 끝에서 귀 밑까지 턱 라인을 따
라 가면서 양 손가락으로 아래에서
위로 올라가며 교대로 리드미컬하
게 두드린다. 반대쪽도 같은 요령
으로 실시한다.

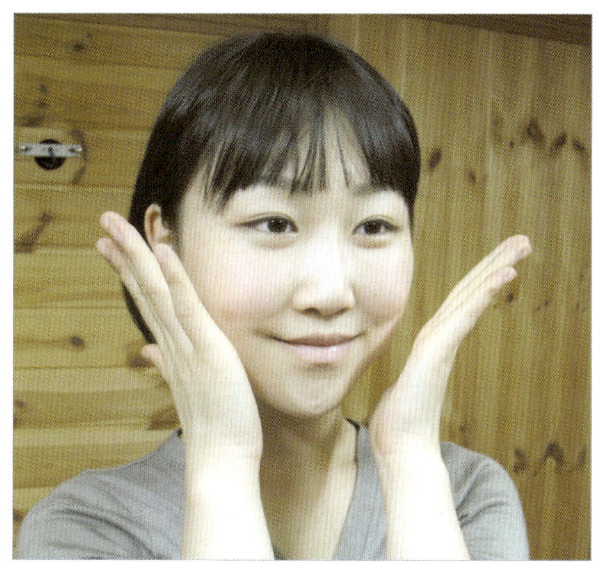

6 림프 흐름을 활성화시켜 수분대사가 좋은 몸을 만들자

다리가 부어 있을 때는 방광경이나 신경, 얼굴이 부어 있을 때는 위경 등의 흐름을 중심으로 림프마사지를 하면 개선효과가 있다. 만성적이거나 전신적인 부종에는 배와 등 마사지를 더하여 실시하면 보다 효과적이다.

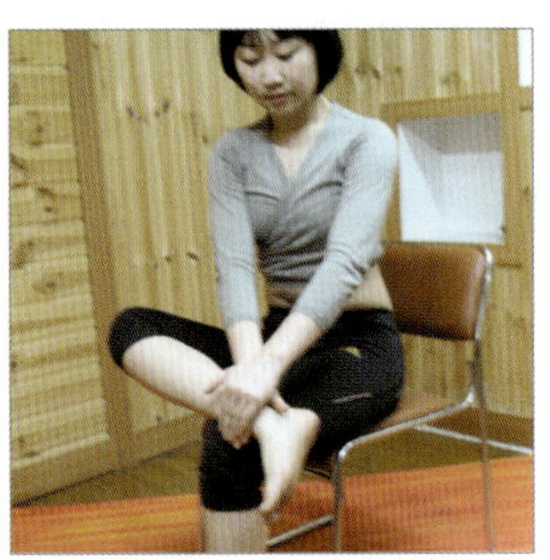

다리 내측을 문지른다.

양손의 4개 손가락으로 발목에서 허벅지까지 교대로 문지른다. 반대쪽도 같은 요령으로 실시한다.

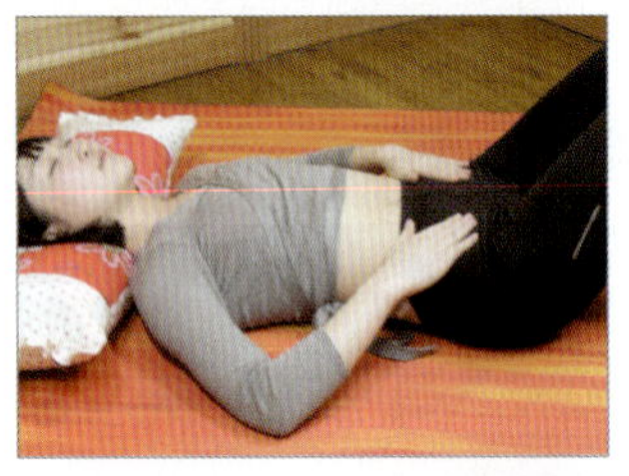

배를 문지른다.

① 배꼽을 중심으로 양 손바닥을 시계방향으로 원을 그리듯이 문지른다.
② 배의 중앙 부위를 위에서 아래로 교대로 문지른다. 배가 따뜻해질 때까지 실시한다.

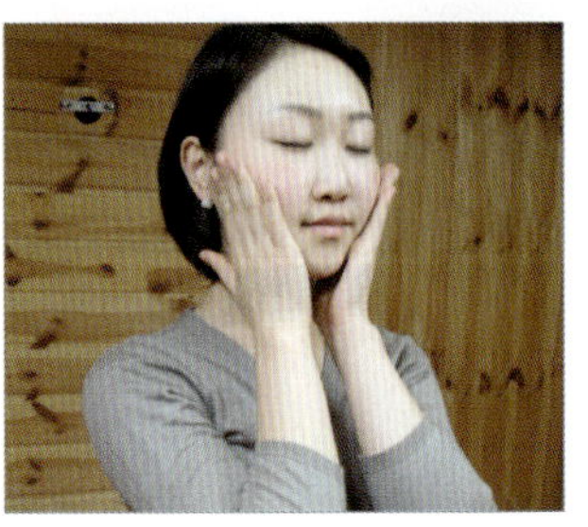

페이스 라인을 따라 문지른다.

① 양 손바닥으로 턱 끝에서 귀 밑까지 얼굴 라인을 문지른다.
② 마찬가지로 4개 손가락으로 목을 위에서 아래로 문지른다.

7 혈류를 개선하여 목과 어깨 결림을 푼다

장시간 독성이 축적되거나 스트레스로 긴장상태가 지속되면 목이나 어깨의 혈류가 나빠져 만성적인 결림을 초래하기 쉽다. 단순한 목 결림이나 어깨 결림이라고 방치하지 말고 원인을 파악하고 미리 예방해 보자.

팔 외측을 엄지로 문지른다.

엄지로 팔 외측을 손목부터 겨드랑이 아래까지 문지른다. 반대쪽도 같은 요령으로 실시한다.

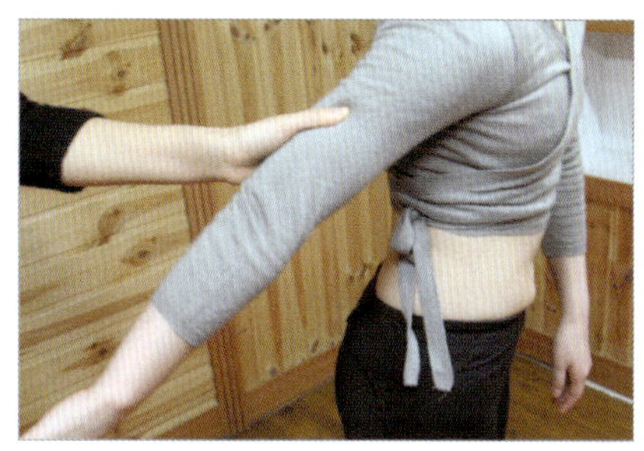

옆구리와 배를 문지른다.

① 옆구리에 양손을 붙인다. 그대로 가슴 옆에서 옆구리를 아래 방향을 향해 문지른다.
② 배 중심을 양 손바닥으로 교대로 문지른다.

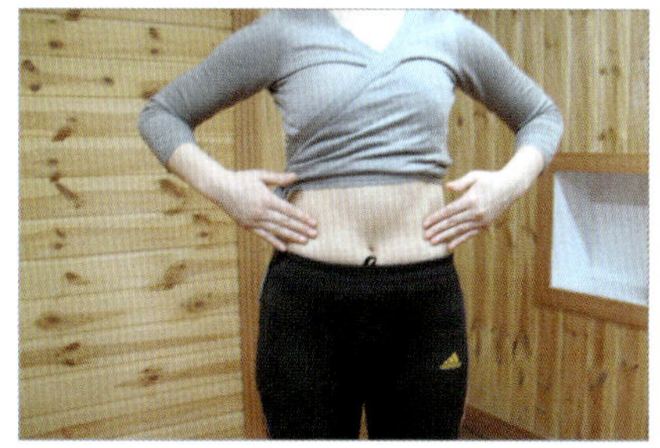

목에서 어깨까지 문지른다.

손바닥을 귀 밑에 대고 손끝을 향해 문지른다. 다른 한쪽 손은 귀 밑에서 쇄골을 향하여 양손으로 교대로 문지른다. 반대쪽도 같은 요령으로 실시한다.

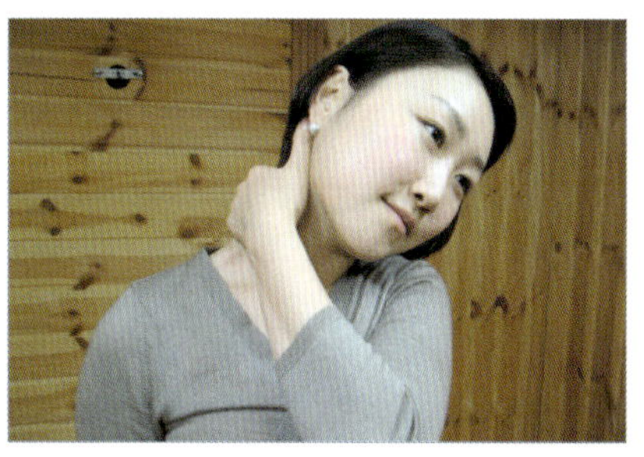

8 골반 내 혈류를 개선하여 여성 호르몬 균형을 유지하자

생리와 관계된 트러블은 골반 내 혈행 불량이나 체증(어혈)이 원인이다. 마사지를 통해 복부를 따뜻하게 해주면 혈행을 개선할 수 있다.

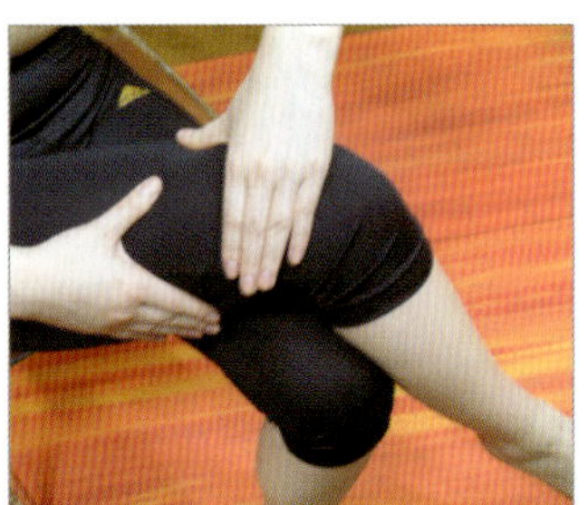

발목부터 허벅지를 문지른다.

발목 내측에 양손의 엄지가 오도록 잡고 허벅지까지 문지른다. 반대쪽도 같은 요령으로 실시한다.

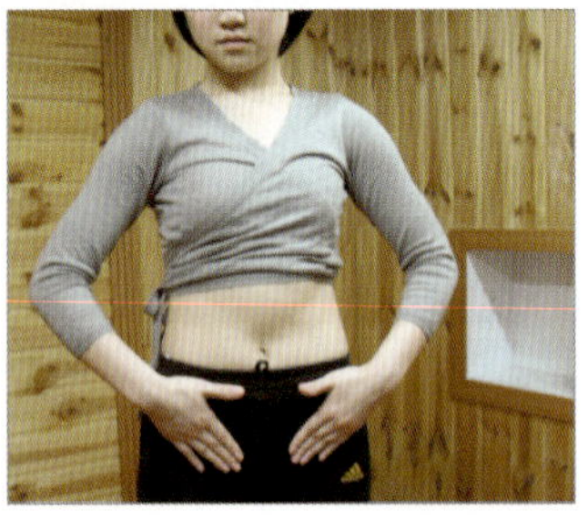

복부와 서혜부를 문지른다.

① 명치에서 서혜부(사타구니)까지 양 손바닥으로 교대로 문지른다.
② 4개 손가락으로 서혜부를 외측에서 내측을 향해 문지른다.

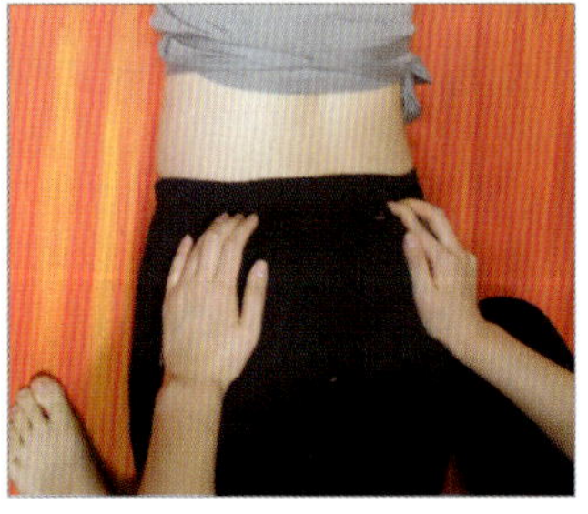

허리에서 엉덩이를 향해 문지른다.

양 손바닥을 허리에 대고 엉덩이를 향해 문지르고, 그대로 엉덩이를 감싸듯이 문질러 올라간다.

9 장 기능을 활성화해서 배설력을 높이자

대변은 체내 노폐물이나 독소를 배출하는 중요한 역할을 담당하고 있다. 변비가 지속되면 피부 트러블이나 비만 같은 여러 가지 부작용을 초래한다. 마사지로 장 움직임을 활성화함으로써 장기의 배설능력을 증진시킨다.

엄지로 팔 외측을 문지른다.

엄지를 손목 외측에 대고 팔을 붙잡고 그대로 겨드랑이 아래까지 문지른다. 반대쪽도 같은 요령으로 실시한다.

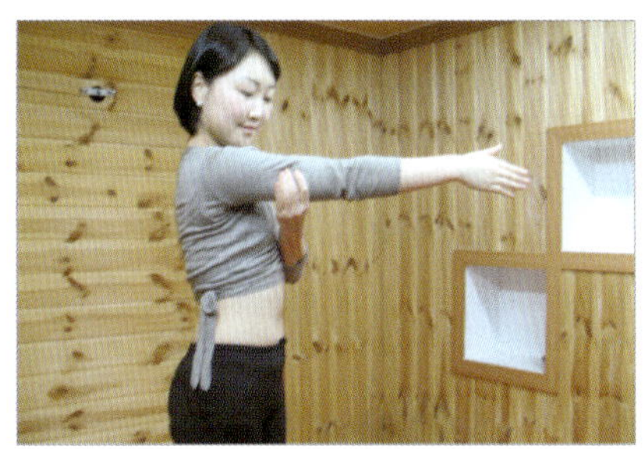

배를 위에서 아래로 문지른다.

① 몸의 중심선인 명치에서부터 서혜부까지 손가락 4개로 교대로 문지른다.
② 다음으로 중심선의 좌우 라인을 마찬가지로 4개 손가락으로 문지른다.

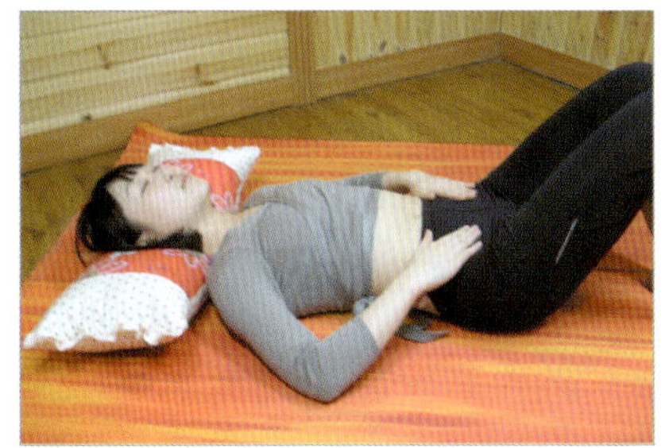

원을 그리듯이 배를 문지른다.

① 양 손바닥으로 배꼽을 중심으로 한 좌우 부위를 시계방향으로 원을 그리듯이 문지른다.
② 만성적인 변비에는 서혜부도 함께 문지른다.

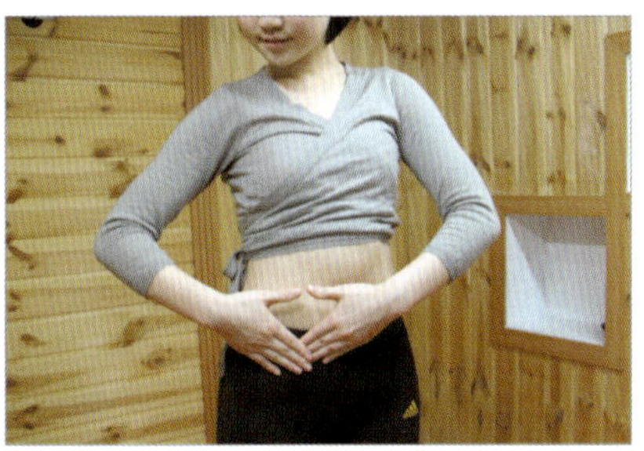

10 전신 혈행을 원활히 하여 컨디션을 높이자

몸을 차갑게 하면 체지방이 쌓이기 쉬워지므로 식사량을 줄이는 다이어트는 바람직한 방법이 아니다. 마사지와 함께 반드시 식사를 하고 운동이나 목욕으로 몸을 따뜻하게 하는 것이 효과적이다.

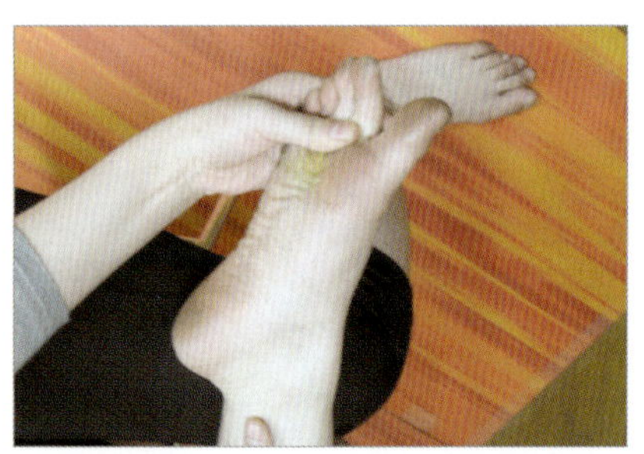

발가락과 발바닥을 누른다.

① 양 엄지손가락을 겹쳐 발가락을 안쪽부터 하나씩 천천히 눌러나간다. 반대쪽도 같은 요령으로 실시한다.

② 마찬가지로 발바닥의 구석구석을 누른다. 반대쪽도 같은 요령으로 실시한다.

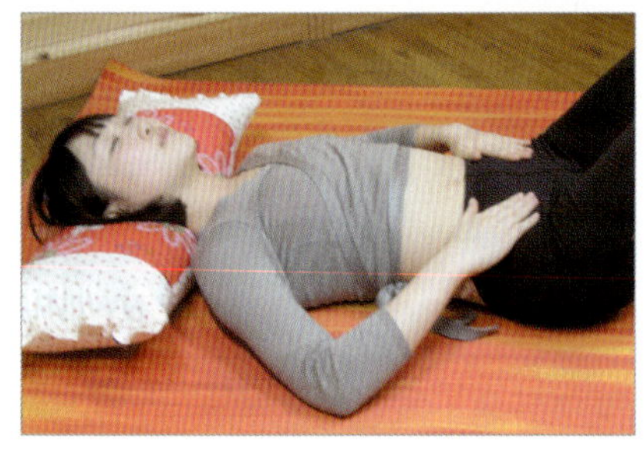

배의 중심을 위에서 아래로 문지른다.

배의 중심 부위를 양 손바닥으로 위에서 아래로 교대로 문지른다.

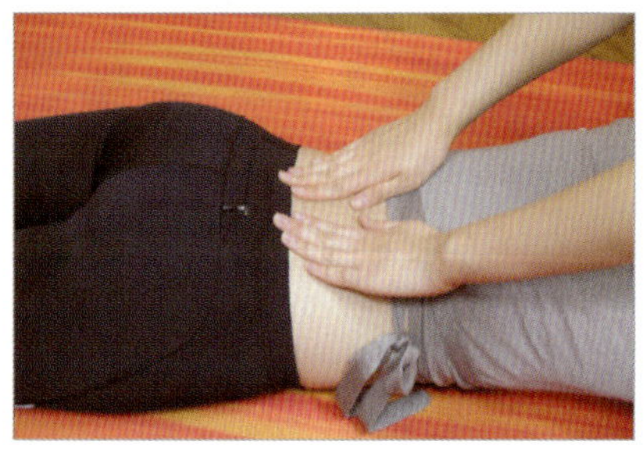

등을 위에서 아래로 문지른다.

양 손바닥을 등의 가능한 한 높은 위치에 대고 허리를 향해 문지른다.

11 목 결림이나 뇌의 피로에 유익한 마사지

눈의 피로는 뇌의 피로와 목 결림을 초래하여 작업의 효율을 크게 떨어뜨린다. 얼굴이나 머리의 경혈점을 자극하면 만성 피로에 효과적이다.

다리 안쪽을 문지른다.

4개 손가락을 사용하여 복사뼈 내측을 허벅지 방향으로 교대로 문지른다. 반대쪽도 같은 요령으로 실시한다.

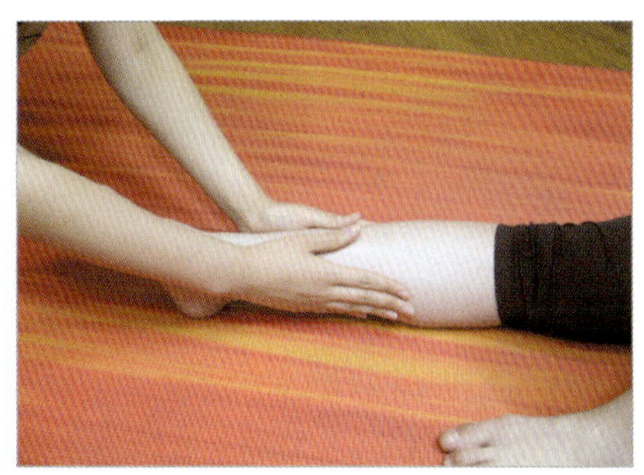

목 옆을 누른다.

손바닥을 귀 밑에 대고 머리를 뒤로 젖힌 상태를 유지하고 머리 무게를 이용하여 누른다. 반대쪽도 같은 요령으로 실시한다.

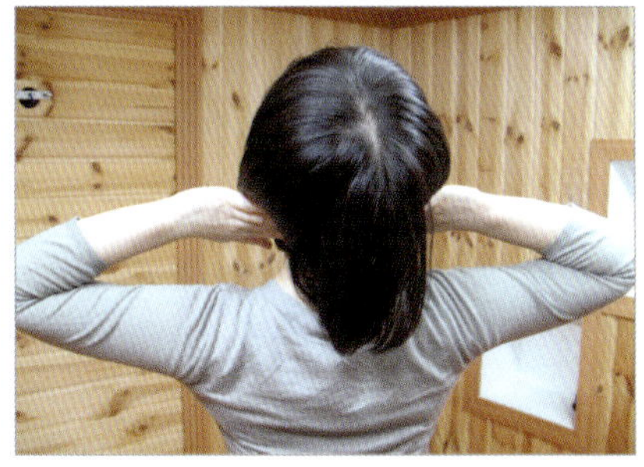

눈 주변을 문지른다.

양 손바닥으로 눈 밑을 지나 관자놀이까지 문지른다. 그 다음 눈 위를 지나 관자놀이까지 문지른다.

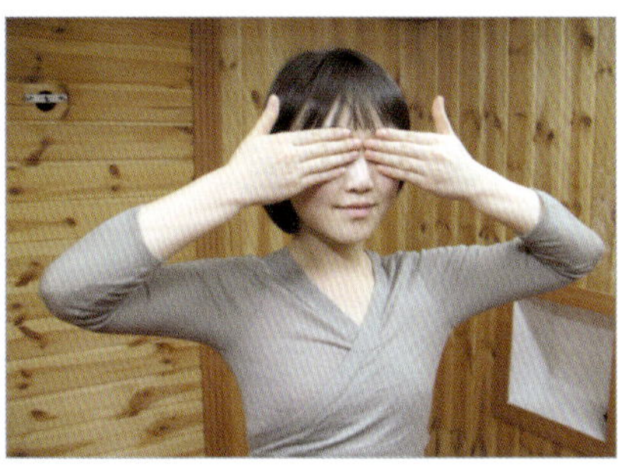

12 목의 혈류를 개선하여 작은 얼굴로 만들자!

목 부위의 노폐물이 몸 밖으로 정상적으로 배출되면 목 결림도
자연스레 개선되어 얼굴 라인도 갸름하게 가다듬어진다.

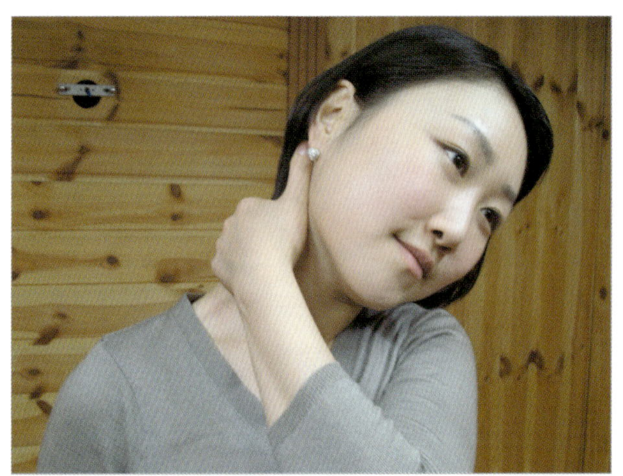

목을 문지른다.

손바닥을 턱 밑에 대고 그대로 쇄
골을 향해 양 손바닥으로 교대로
문지른다.

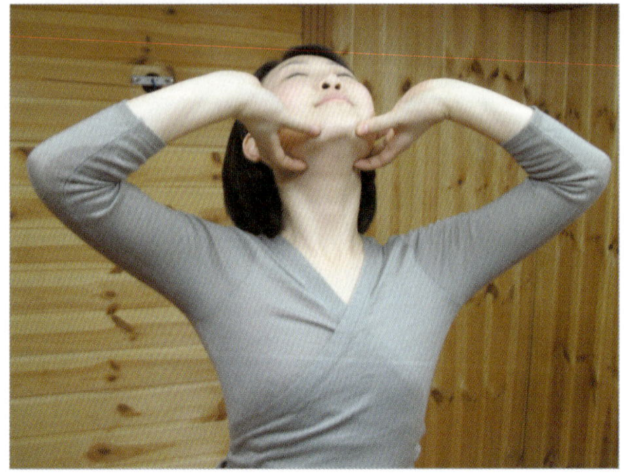

얼굴 라인을 누르고 문지른다.

① 4개 손가락을 턱 끝에 대고 귀
   밑을 향해 누른다.
② 양 손바닥으로 턱 끝에서 귀
   밑, 콧방울 옆을 거쳐서 관자
   놀이까지 문지른다.

얼굴 라인을 들어올리듯이 두드린다.

네 손가락으로 턱 끝에서 관자놀이까지 리드미
컬하게 움직여 아래에서 위 방향으로 들어올리
듯이 두드린다.

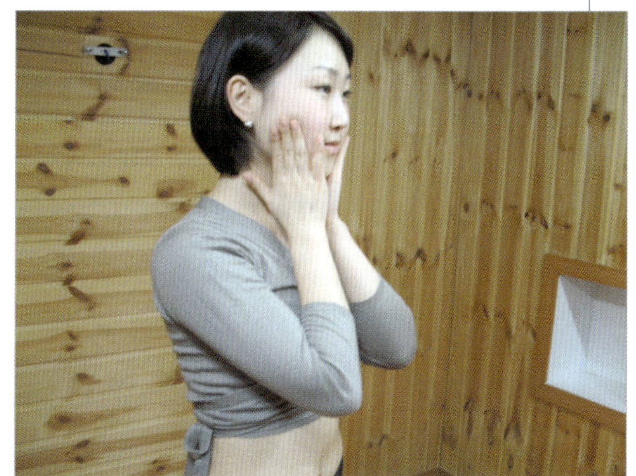

다리 뒤쪽을 문지른다.

손바닥을 발목 뒤쪽에 대고 허벅지까지 양 손바
닥으로 교대해서 문지른다. 반대쪽도 같은 요령
으로 실시한다.

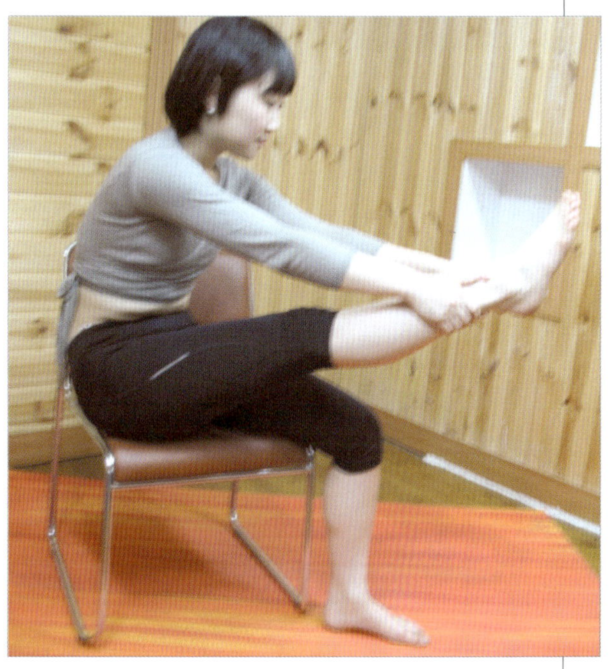

13 비장근과 대퇴 마사지로 냉증·부종을 개선하자

장딴지가 굵은 것은 부종이 원인인 경우가 많다. 부종을 방치하면 만성화되어 냉증을 초래한다. 비장근과 대퇴 마사지로 늘씬한 장딴지를 만들어보자. 잘 붓는 체질인 사람은 '복류' 경혈 지압을 함께 실시하면 보다 효과적이다.

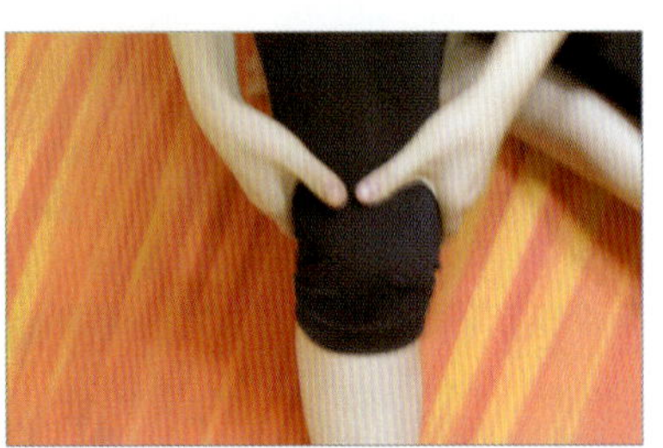

무릎 바로 위 부위를 누른다.

4개 손가락을 무릎 바로 위 부위에 대고 몸 전체로 당기듯이 지그시 누른다. 반대쪽도 같은 요령으로 실시한다.

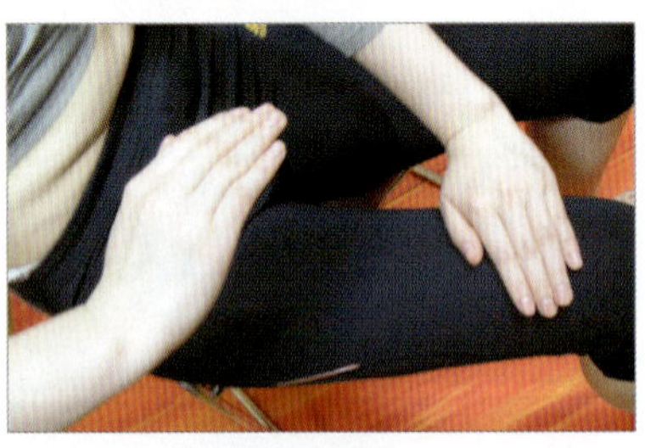

다리를 움직이면서 문지른다.

양손으로 발목을 잡고 다리를 뻗으면서 허벅지까지 문지른다. 반대쪽도 같은 요령으로 실시한다(수장경찰법).

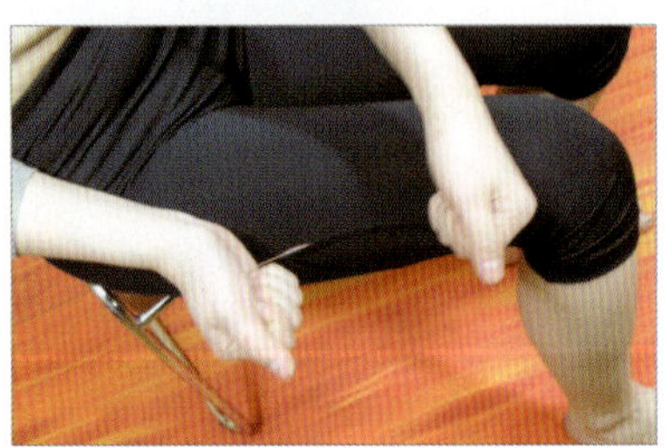

장딴지 외측을 두드린다.

손바닥을 약간 오므려 양손으로 발목에서 무릎을 향해 교대로 두드린다. 반대쪽도 같은 요령으로 실시한다(박타법).

14 복부 마사지로 내장 기능을 개선하자

마사지로 내장 기능을 높여 살찌지 않는 체질로 만들면 복부 둘레가 날씬해지고 컨디션도 좋아진다.

허리 라인을 붙잡고 주무른다.

양손으로 옆구리에서 배의 지방을 붙잡고 좌우 손을 비틀듯이 주무른다. 허리라인 전체를 주무른다.

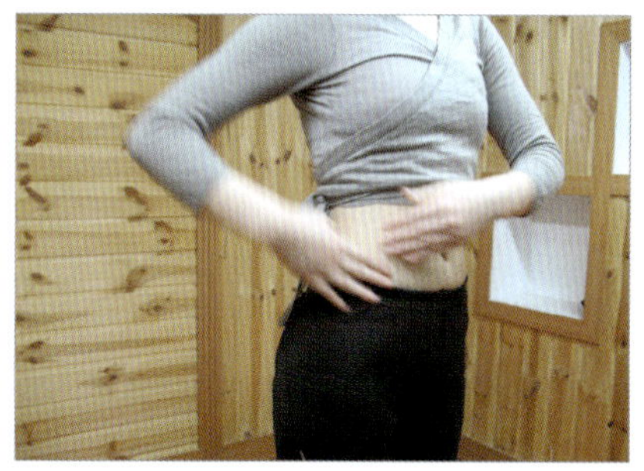

배를 원을 그리듯이 문지른다.

양 손바닥을 겹쳐 배꼽 부위를 중심으로 시계 방향으로 원을 그리며 문지른다.

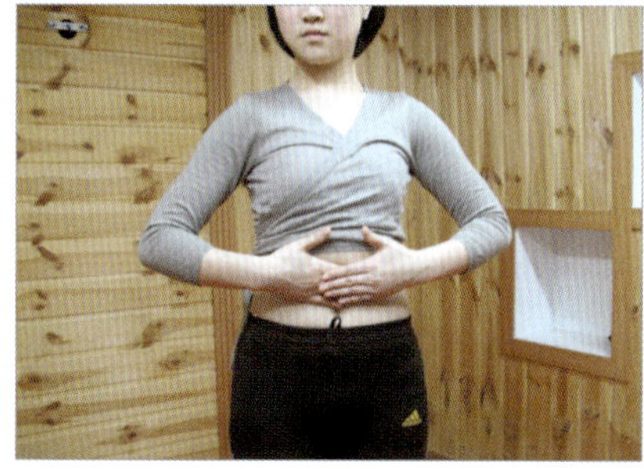

배 전체를 두드린다.

손바닥을 약간 오므려 옆구리에서 배 전체를 양손으로 교대로 두드린다.

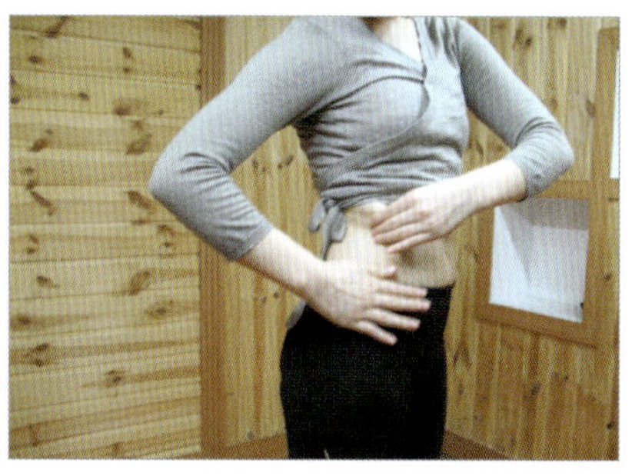

15 둔부 마사지로 냉증을 없애고 예쁜 엉덩이를 만들자

여성의 둔부는 본래 자궁 같은 여성기능을 보호하기 위하여 지방이 잘 붙는 부위이다. 부인과 계통이 약한 사람은 특히 둔부나 하반신이 살이 찌기 쉽다. 둔부가 차가우면 좀처럼 살이 빠지지 않는다. 냉증 개선이나 여성기능을 높이려면 둔부 마사지 외에 배나 다리 마사지도 아울러 실시하면 효과적이다.

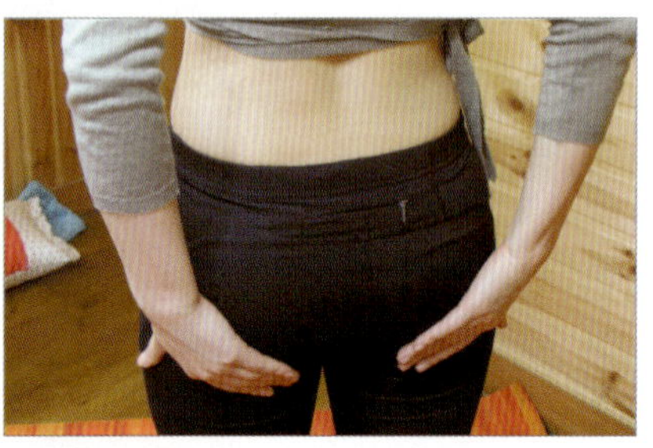

둔부 라인을 따라 문질러 올라간다.

허리 중앙에 양 손바닥을 대고 그대로 둔부의 둥근 부분을 따라 문질러 올라간다.

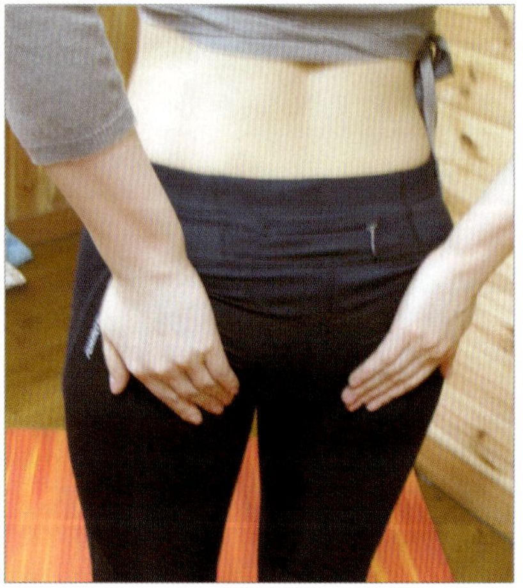

둔부를 붙잡고 문지른다.

① 둔부의 지방을 쥐어짜듯 붙잡는다(수장압박법).

② 붙잡은 둔부 지방을 그대로 들어올리는 이미지로 문질러 올라간다. 다음으로 반대쪽을 교대로 문지른다.

16 발·다리마사지로 혈행을 개선하자

발은 기혈(氣穴)이 막히기 쉬운 부위이므로 발가락 끝까지 정성스럽게 마사지해야 한다.

발등을 모지로 문지른다.

양 모지로 발가락 뼈 주변에 대고 움푹 들어간 부분을 따라 교대로 문지른다.

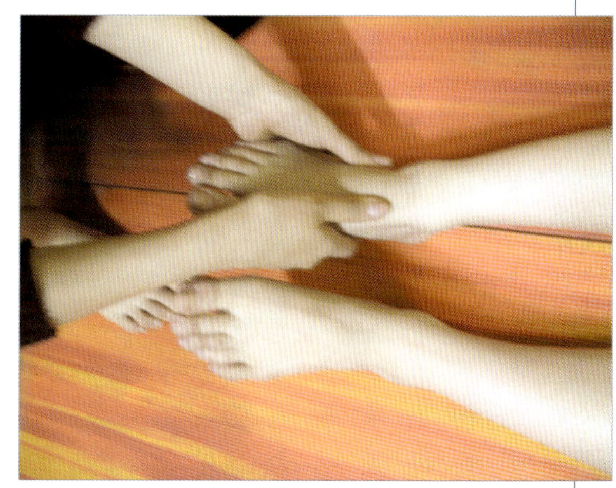

발가락을 누른다.

양 엄지를 겹쳐 발가락, 다음에는 발가락이 갈라진 부분을 눌러준 다음, 모든 발가락을 눌러나간다. 반대쪽도 같은 요령으로 실시한다.

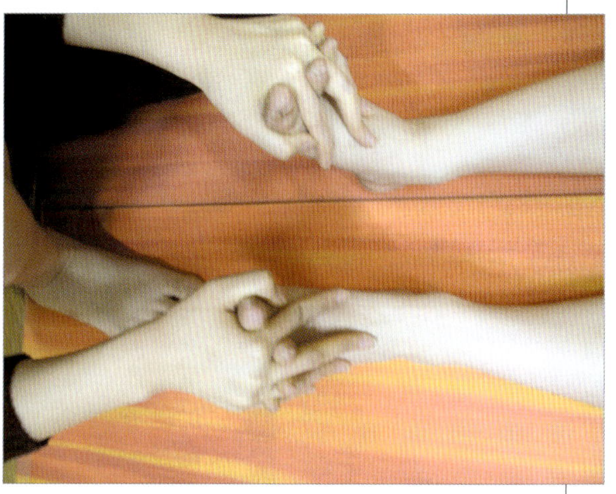

17 손 마사지로 탄력있는 손을 만들자

손은 갈라지거나 주름이 많아서 혈색이 나쁜 경우 의외로 눈에 많이 띈다. 손목에서 손끝까지 정성스럽게 마사지를 하면 손의 림프나 경락 흐름이 좋아져서 혈색이 좋아지고 윤기가 돌아 아름다운 손을 만들 수 있다.

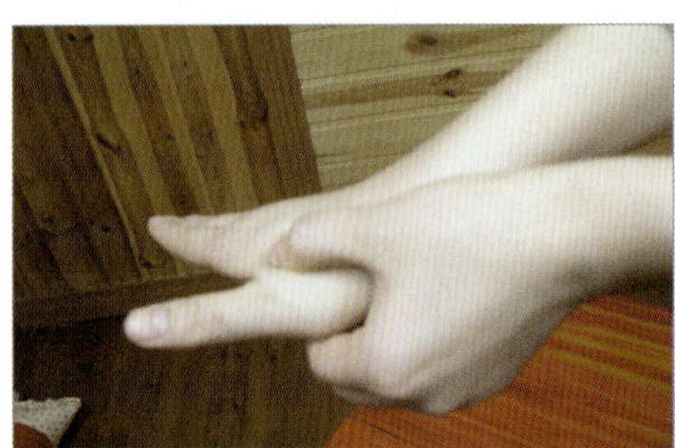

손등을 문지른다.

손 끝에서 손목을 향해 손바닥으로 문지른다. 반대쪽도 같은 요령으로 실시한다.

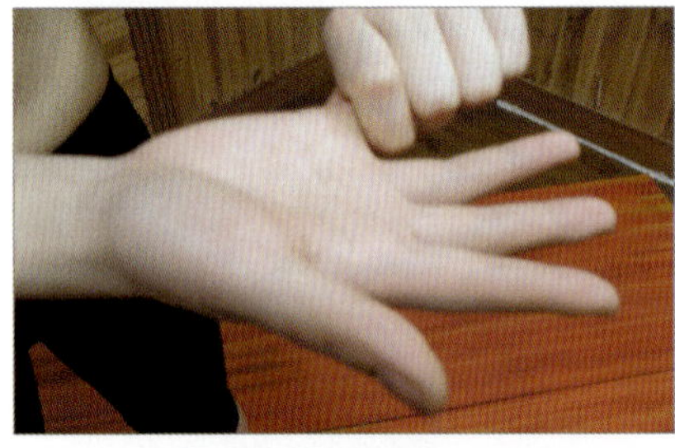

손가락을 쥔다.

손끝을 꾹 쥐었다 놓는다. 그대로 손가락 전체를 꾹꾹 누르며 마사지하고 마찬가지로 모든 손가락에 실시한다. 반대쪽도 같은 요령으로 실시한다.

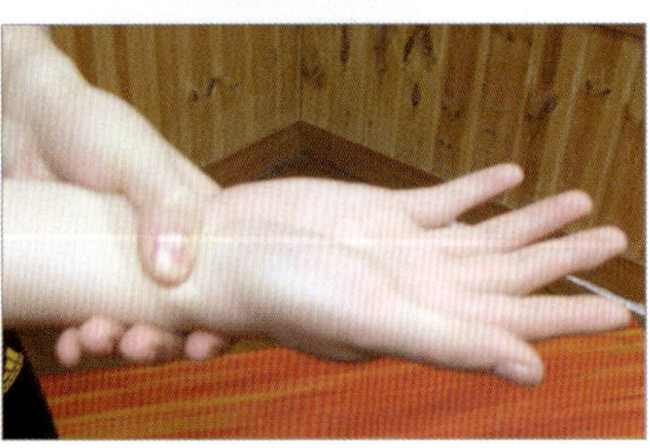

손목을 문지른다.

모지와 검지로 둥글게 만들어 손목을 감싸고 손을 돌리면서 문지른다. 반대쪽도 같은 요령으로 실시한다.

18 목과 쇄골 마사지로 림프 흐름을 개선하자

목이나 쇄골 주변에는 중요한 혈관이나 림프절, 경락이 한데 모여 있다. 여기에 체증이 있으면 목에 결림이나 주름이 생기거나 얼굴에 잡티가 생기는 부작용이 발생한다. 목에서 쇄골, 겨드랑이 마사지로 노폐물을 흘러 보내야 아름다운 목과 쇄골을 유지할 수 있다.

턱 밑에서 쇄골을 향해 양 손바닥으로 목을 교대로 문지른다.

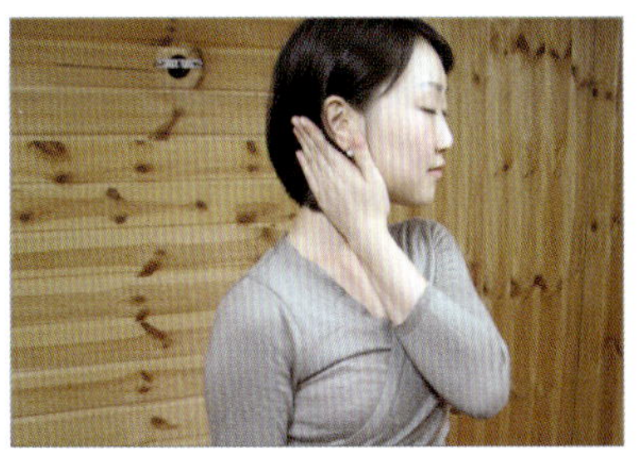

가슴 옆 근육을 지그시 문지른다. 반대쪽도 같은 요령으로 실시한다.

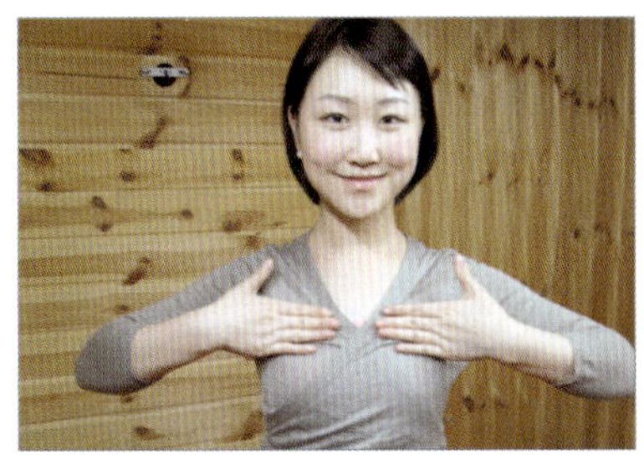

쇄골 상하를 좌우 교대로 문지른다.
(30초~1분)

어깨에서 ①쇄골 위, ②쇄골 아래를 반대쪽 겨드랑이를 향해 좌우 교대로 문지른다.

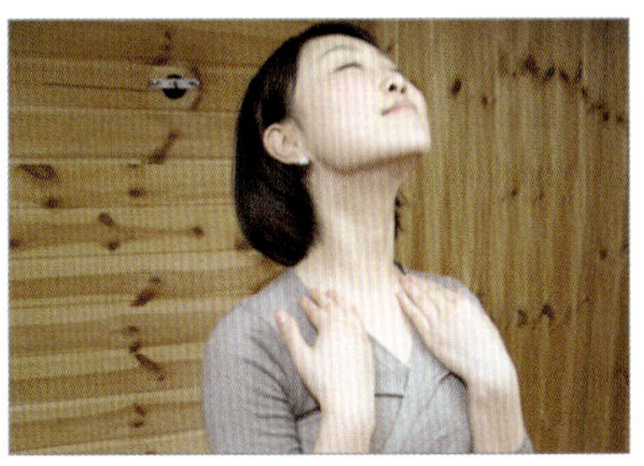

19 미용 마사지로 피부 순환을 원활하게 하여 깨끗한 피부로 만들자

피부가 깨끗한 여성은 건강해 보인다. 그 까닭은 체내의 기 · 혈 · 수의 흐름이 좋기 때문이다. 피부의 순환을 원활하게 하는 마사지를 통해 건강도 유지하고 아름다움도 유지할 수 있다.

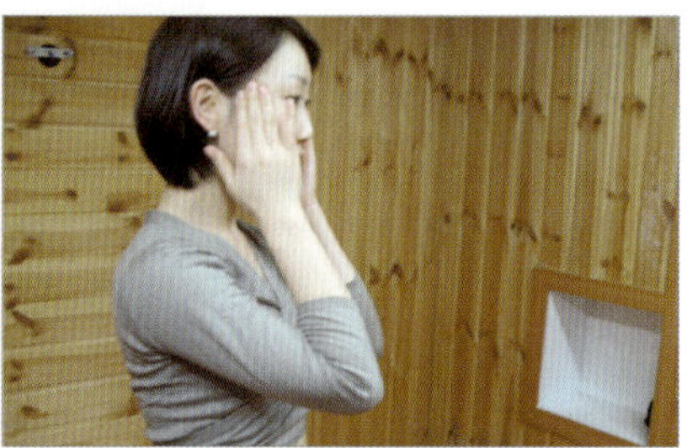

네 지두(指頭)를 귀 밑에 대고 둥글게 원을 그리면서 쇄골을 향해 옆 목을 주무른다.

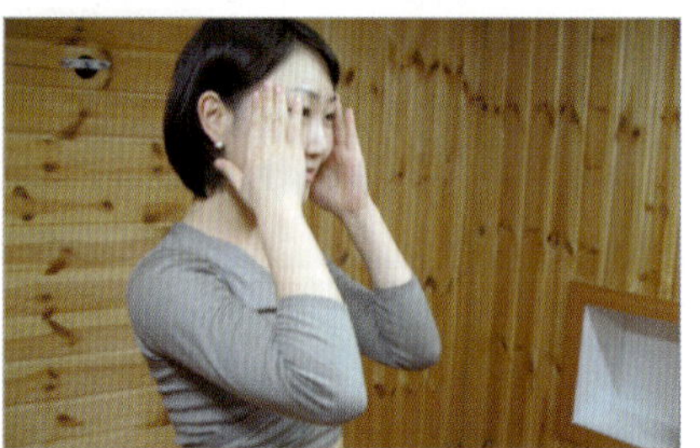

이지(二指)로 턱 끝에서 귀 밑으로, 입술 끝에서 관자놀이로, 콧방울 옆에서 관자놀이를 향해 문지른다.

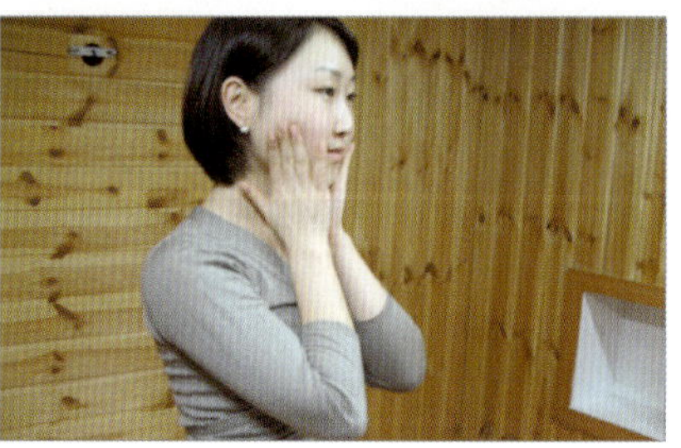

얼굴 전체를 지두(指頭)로 가볍게 두드리며 올라간다.

20 스트레스를 관리하여 피부를 보호하고 개선하자

스트레스나 고민을 안고 불만이 많은 사람에게서 생기기 쉽다. 마사지로 체내부터 관리해 나가는 것이 중요하다.

네 지두(指頭)를 명치에 대고 늑골 아래 주변을 따라 옆구리까지 좌우 교대로 문지른다.

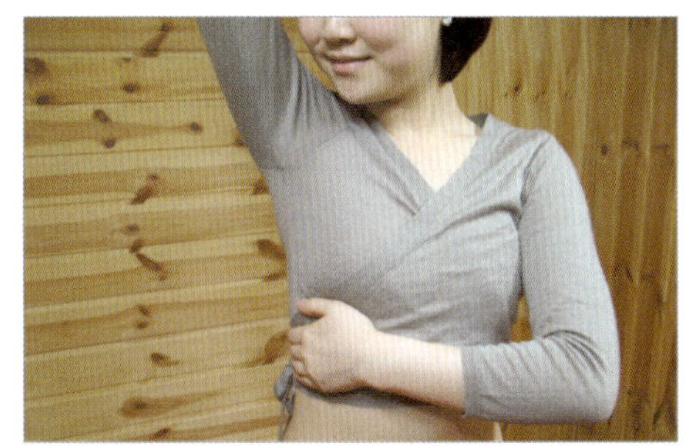

모지(母指)를 팔 외측에 대고 손목을 잡아 그대로 겨드랑이 아래까지 문질러 올라간다.

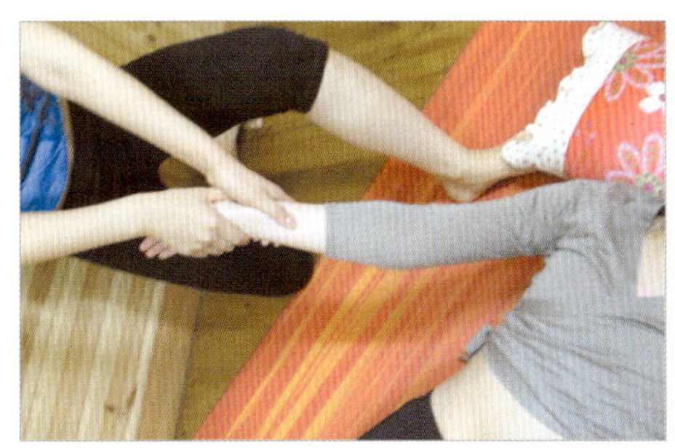

손바닥을 귀 밑에 대고 옆 목에서 쇄골 중앙을 지나 반대쪽 겨드랑이 아래를 향해 문지른다.

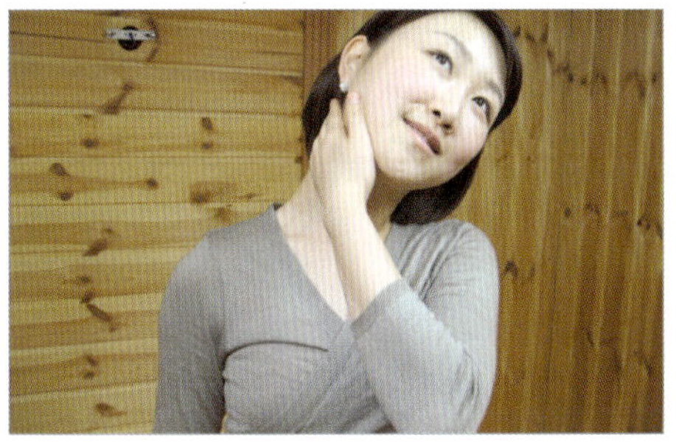

Section
5

노화예방 마사지

노화예방을 위한 마사지

1 노화의 예방은 마사지로 정복하자

노화를 지연시키고 젊음을 유지하려면 예방이 더 중요하다. 한 번 노화되면 원점으로 되돌리는 것은 매우 어렵다.

나이를 점차 먹게 되면서 저하되는 몸의 탄력은 에너지가 부족하거나 순환이 나빠지기 때문이다. 또 목이나 얼굴 라인 마사지를 정성스럽게 실시하면 피부의 늘어짐을 예방할 수 있다.

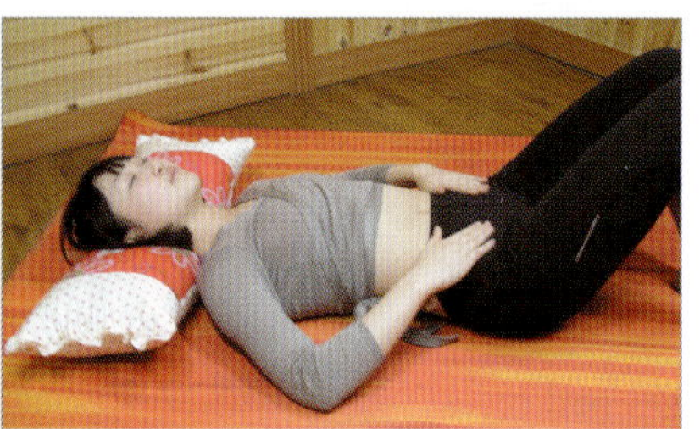

4지(指)로 복부 중앙과 배꼽보다 바깥라인을 위에서 아래로 양손을 교대로 움직여 문지른다.

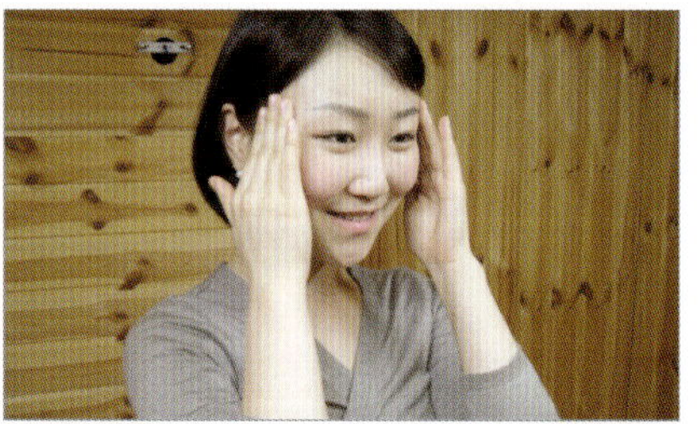

4지(指)로 턱 끝에 대고 페이스라인을 따라 귀 밑까지 문지른다 다음에 2지(指)로 눈 꼬리에서 눈 밑을 지나 관자놀이까지 문지른다.

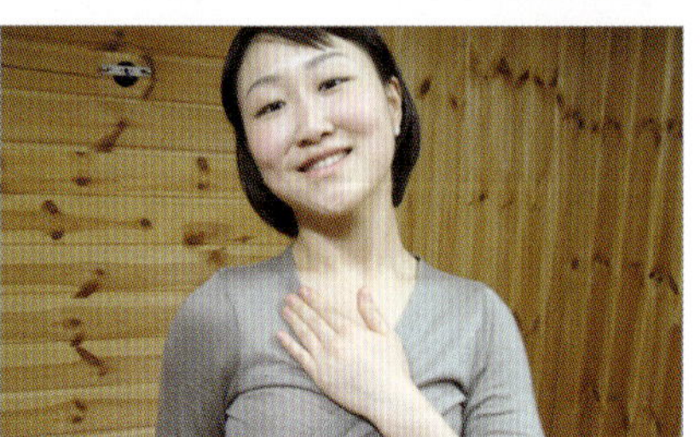

4지(指)로 목 전체를 가볍게 두드려 올라간다.

2 혈행의 개선으로 투명한 피부를 만들어 보자

투명한 피부는 아름다움과 건강함의 상징이다. 피부의 모든 증상으로는 체내의 기혈 부족이나 순환불량과 관계있다. 마사지로 탄력있고 윤기 있는 깨끗한 피부를 만들어보자.

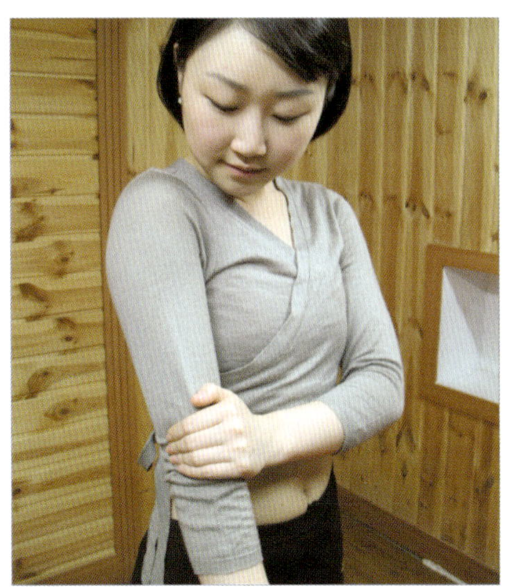

팔의 내측에 손바닥을 대고 손목에서 겨드랑이 아래까지 문질러 올라간다.

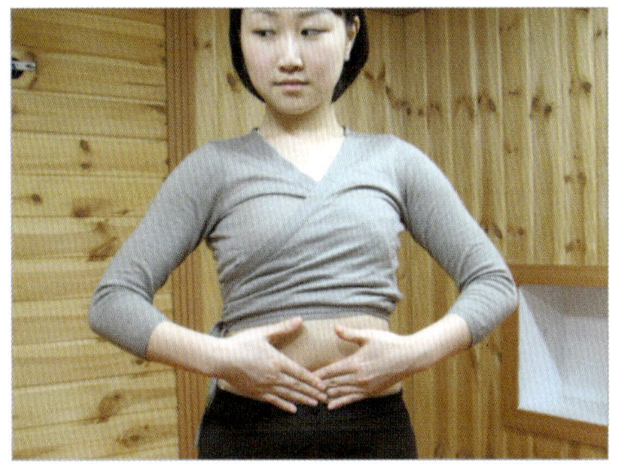

양 손바닥을 겹쳐 복부에 대고 배꼽을 중심으로 우측 위에서 시계방향으로 원을 그리듯이 문지른다.

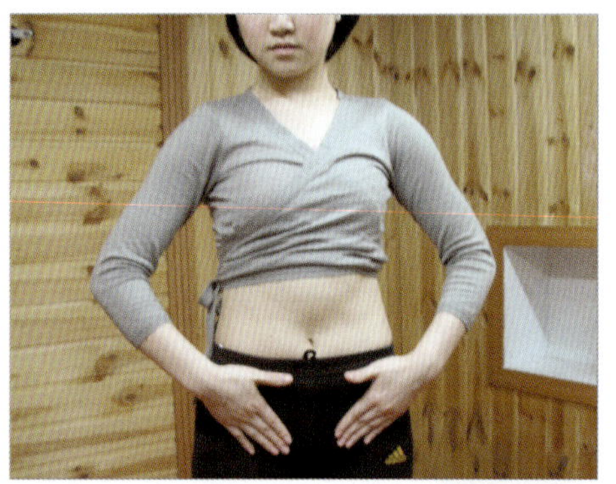

4지(指)를 해부에 대고 밖에서 안으로 문지른다.

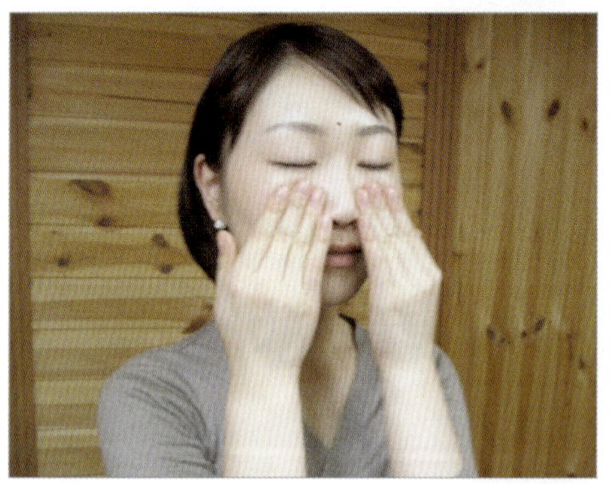

4지(指)를 턱 끝에 대고 귀 밑을 향해 문지른다.
입술 끝에서 귀 앞으로, 콧방울 옆에서 관자놀이로, 마지막으로 이마 중앙에서 관자놀이로 문지른다.

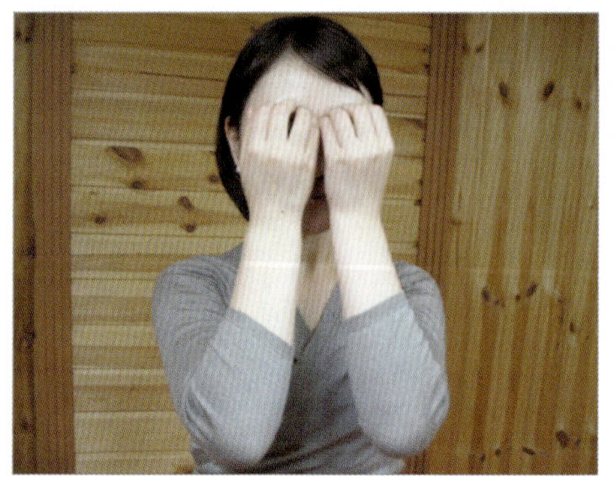

이지(二指)로 턱 끝에서 귀 밑을 향해 누르고, 다음으로 콧방울 옆에서 관자놀이를 향해 이마 중앙에서 관자놀이를 향해 누른다.

3 마사지로 잔주름을 없애자

마사지로 내장의 기능을 활성화하면 주름 예방은 물론 노화예방에도 효과적이다.

손바닥으로 다리 내측을 발목에서 허벅지
까지 양손으로 교대로 문지른다.

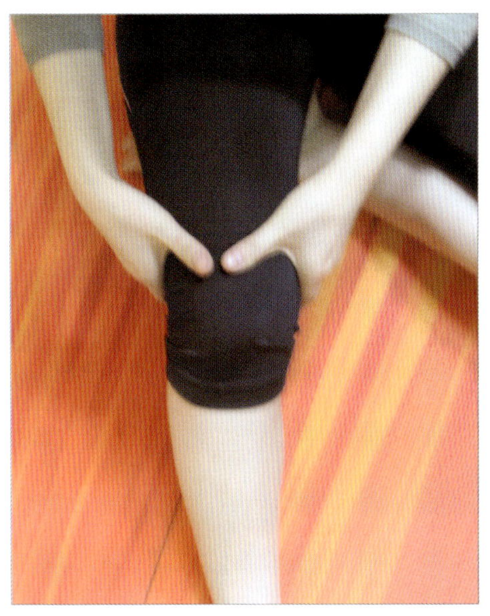

양 손바닥을 가능한 한 등의 높은 위치에
대고 허리를 향해 문질러 내려간다.

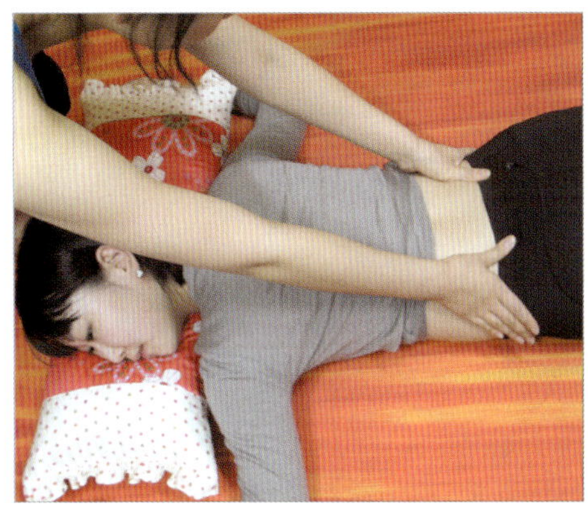

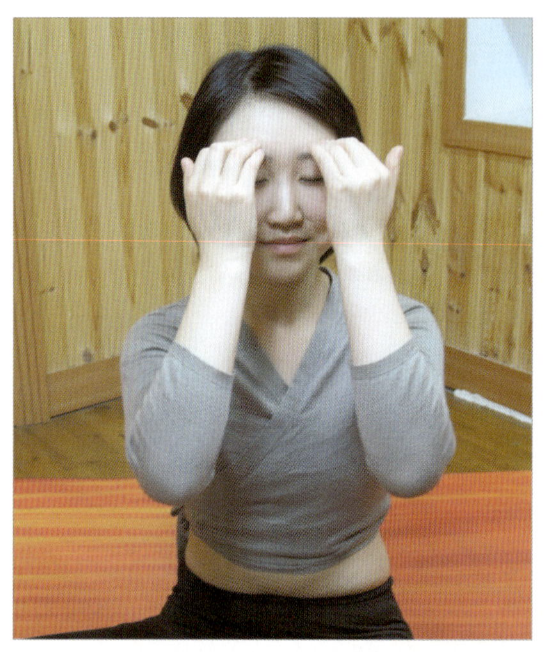

관자놀이를 가볍게 끌어 올리듯이 누르고 양손의 2개 손가락으로 눈 끝에서 관자놀이, 광대뼈에서 관자놀이를 향해 세심히 문질러 올라간다.

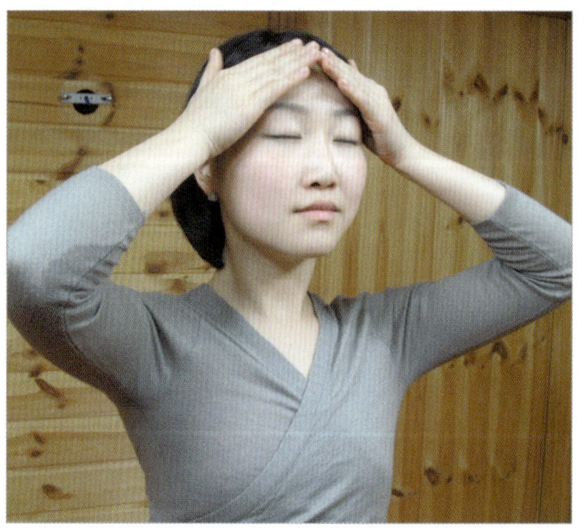

이지(二脂)로 이마 전체를 아래에서 위로, 양손을 교대로 움직여 문질러 올라간다.

4 혈행 개선으로 기미를 예방하자

양 손바닥으로 다리 내측을 발목에서 허벅지까지 양손으로 교대로 문질러 올라간다.

서혜부를 누른다.

서혜부에 양 손바닥을 겹쳐 상체를 기울여 체중을 실어 누른다. 반대쪽도 같은 요령으로 실시한다(수장압박법).

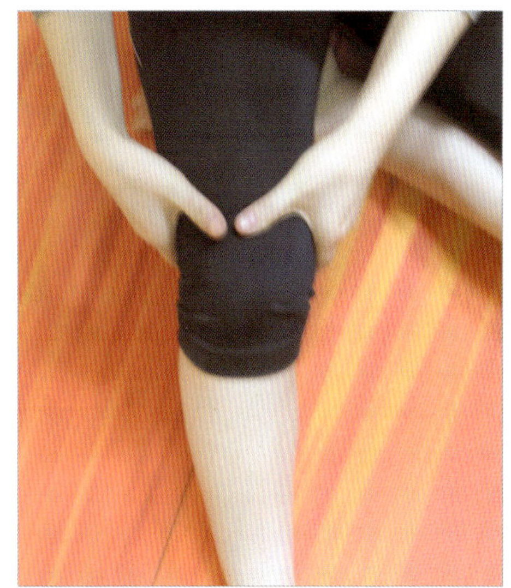

기미는 눈 주변의 혈액 순환이 나빠져 발생한다.

혈행과 관계된 비경이나 간경 등의 경락의 흐름을 조절하기 위하여 다리 내측이나 얼굴 마사지를 실시해보자. 복부나 목, 어깨 마사지를 함께 실시하면 더 효과적이다.

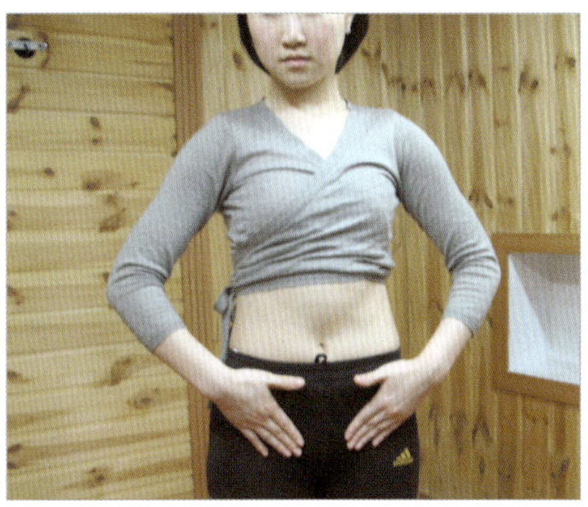

5 두부마사지로 탈모와 새치를 예방하자

탈모나 새치는 가장 눈에 띄는 노화의 사례로서 체내 에너지가 저하되고 있다는 증거이다. 30대에 탈모나 새치가 시작되었다면 실제 나이 이상으로 체내에서 노화가 진행되고 있을 수 있다.

두부(頭部) 마사지를 실시하여 두피나 머리 기혈의 흐름을 개선하면 발모가 촉진된다.

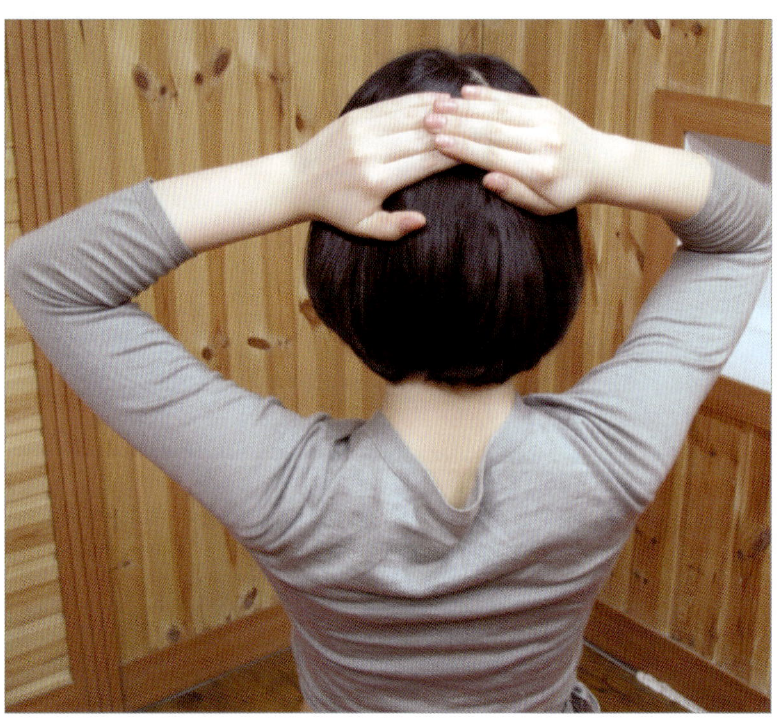

지두(指頭)를 세워 모발을 밀어올리듯이 이마에서 후두부(後頭部)를 향해 양손으로 교대로 문지른다.

참고문헌

신범철, 육조영 (1998). Sports Massage의 시술자세와 촉진에 관한 연구. 한국스포츠리서치. 9(1).

육조영 외 (1991). 스포츠 마사지와 운동요법. 도서출판 홍경.

육조영 (1992). 스포츠 마사지와 치료방법론. 도서출판 홍경.

육조영 (1998). 스포츠 마사지론. 도서출판 홍경.

육조영 (1998). 운동후 Stretching과 Sports Massage가 피로회복에 미치는 영향. 한국스포츠리서치, 9(2).

육조영 (1999). 발관리요법. KSIDI 출판부.

육조영 (1999). 수면요법. KSIDI 출판부.

육조영 (1999). 피부마사지 요법. KSIDI 출판부.

육조영, 김명기, 이윤근, 임정일, 김석일, 김희선 (2000). 스포츠 마사지학. 도서출판 홍경.

Antoni, M.H., Goodkin, K., Goldstein, V., Laperriere, A., Ironson, G., & Fletcher, M.A. (1991). Coping responses to HIV-1 sorostatus notification predict short-term affective distress and one year immunologic status in HIV-seronegative and seronegative gay men [Abstract]. Psychosomatic Medicine. 53, 227.

Arkko, P.J., Pakarinen, A.J., & Kari-Koskinen, O. (1983). Effects of whole body massage on serum protein, electrolyte and hormone concentrations, enzyme activites, and hematological parameters. International Journal of Sports Medicine. 4, 265-267.

Armstronh, R.B., Warren, C.L., & Wyatt, F. (1989). The effects of massage treatment on exercise fatique. Clinical Sports Medicine. 1, 189-196.

Balnave, C.D., & Thompson, M.W. (1993). Effects of training on eccentric exercise-induced muscle damage. Journal of Apple Applied Physiology. 75, 1545-1551.

Barbach, L. (1983). For Each Other Doublenday Anchor Press.

Barlow, A., Clarke, R., Johnson, B., Seabourne, D., Thomas, & Gal, J. (2004). Effect of massage of the hamstring muscle group on performance of the sit and reach test. Br. J. Sports Med. 38, 349-351.

Barlow, Y., & Willouby, J. (1992). Pathophysiology of soft tissue repair. Britigh Medicine Bullitin. 48,

698-711.

Batavia, M. (2004). Contraindications for therapeutic massage: do sources agree? Journal of bodywork and movement therapies. 8, 48-57.

Berk, L.S., Nieman, D.C., & Youngberg, W.S. (1990). The effect of long endurance running on natural killer cells in marathoners. Medical and Science in Sports and Exercise. 22, 207-212.

Blalock, J.E. (1984). The immune system as a sensory organ. Journal of Immunoligy. 32, 1067-1070.

Brahmi, Z., Tomas, J.E., Park, M., & Dowdeswell, I.A.G. (1985). The effect of acute exercise on natural killer cell activity of trained sedentary human sebjets. Journal of Allergy Clinical Immunology. 5, 321-328.

Cafarelli, E., & Flint, F. (1992). The role of massage in preparation for and recovery from exercise. Sports Medicine. 14, 1-9.

Callaghan, M.J. (1993). The role of massge in the management of the athlete : a review. British Jurnal of Sports Medicine. 27, 28-33.

Carroll, K.K., Flynn, M.G., Bodary, P.F., Bushman., Choi, D.H., Weiderman, C.A., Brickmanm, T.M., Brickman, L.E., & Brolinson, B.A. (1995). Resistance Training and immune system function of young men. Medical and Science in Sports and Exercise. 27, S176.

Clarkon, P.M., & Newham, D.J. (1994). Associations between muscle soreness, damage and fatigue. Advaned Experimental Medical Biology. 384, 457-469.

Clarkson, P.M., & Sayers, S.P. (1999). Etiology of exercise-induced muscle damage. Canadian Journal of Applied Physiology. 23, 234-248.

Corbin, L. (2005). Safety and efficacy of massage therapy for patients with cancer. Journal of cancer control. 12(3), 158-164.

Crenshaw, A.G., Thornell, L.E., & Friden, J. (1994). Intramusclular pressure, torque and swelling in the exercise-induced sore vastus lateralis muscle. Act Physiology Scandinavian. 152, 265-277.

Doershuckm, C.M., Allard, M.F., Lee, S., Brumawell, M.L., & Hogg, J.C. (1988). Effect of epinephrine on neutrophil kinetics in rabbit lungs. Journal of Applied Physiology. 63, 401-407.

Drew, T., Kreider, R., & Drinkard, B. (1990). Effects of post-event massage therapy on repeated ultra-endurance cycling. International Journal of Sports Medicine. 11, 407.

Edward, A.J., Bacon, T.H., Elms, C.A., Verardi, R., Felder, M., & Knight, S.C. (1984). Changes in the populations of lymphoid cells in human peripheral blood following physcal exercise. Clinical Experimental Immunology. 58, 420-427.

Eisenberg, D.M., Kessler, R.C., Foster, C., Norlock, F.E., Calkins, D.R., & Delbanco, T.L. (1993). Unconventional medicine in the United States: Prevalence, coats and patterns of use. New England Journal of Medicine. 328, 246-252.

Ernst, E. (1998). Does post-exercise massage treatment reduce delayed onset muscle soreness? A systematic review. British Journal of Sports Medicine. 32(3), 212-4.

Ernst, E. (2004). Manual therapies for pain Control: Chiropractic and massge. Clin. J. Pain. 20, 8-12.

Esperson, G.T., Elback, A., Ernst, E., Toft, E., Kaalund, S., Jersild, C., & Grrunner, N. (1990). Effect of physical exercise on cytokines and lymphocyte subpopulation inhnman peripherial blood. Acta Pathology & Immunology Scandinaviam. 98, 395.

Evans, W., & Cannon, J. (1991). Metabolic effects of exercise-induced muscle damage. Exercise and Sports Science Review. 19, 125.

Faulkner, J.A., Brooks, S.V., & Opiteck, J.A. (1993). Injury to skeletal muscle fibres during contraction : Conditions of occurrence and prevention. Physiological Therapy. 73. 911-921.

Ferrell-Torry, A.T., & Glick, O.J. (1993). The use of therapeutic massage as a nursing intervention to modify anxiety and the perception of cancer pain. Cancer Nursing. 16, 93-101.

Ferry, A., Picard, F., Duvallet, A., Weill, B., & Rieu, M. (1990). Changes in blood leukocyte populations induced by acute maximal and chronic submaximal exercise. European Journal of Applied physiology. 59, 435-442.

Field, T., Grizzle, N., Scafidi, F., & Schanberg, S. (1994). Massge and relaxation therapies' effects on depressed mothers. Manscript under reivew.

Field, T., Hernandez-Reif, M., Diego, M., Feijo, L., Vera, Y., & Gil, K. (2004). Massage therapy by parents improves early growth and development. Infant behavior & development. 27, 435-

442.

Field, T., Morrow, C., Valdeon, C., Larson, S., Kuhn, C., & Schanberg, S. (1992). Massage reduces anxiety in child and aldolesscent psychiatric patients. Journal of American Academic Child and Adolescent Psychiatry. 31, 125-131.

Fitts, R.H. (1994). Cellulae Mechanisms of muscle fatique. Physiololgical Review. 74, 49-94.

Flankiln, G.A. (1993). The role of massage in preparation for and recovery from exercise. Sports Medicine, 14(1).

Fraser, J., & Kerr, J.R. (1993). Psychophysiological effects of back massage on elderly insstitutionalized patients. Journal of Advance Nursing. 18, 238-245.

Fulmer, J.E. (1994). The effect of pre-performance massage on frequency in sprinters. Atheletic Training. 26.

Galloway, S.D.R., & Watt, J.M. (2004). Massage provision by physiotherapists at major athletics events between 1987 and 1998. Br. Sports Med. 38, 235-237.

Goats, G.C. (1994). Massage : the scientific basis of an ancient art. Part 1. Yhe techniques. British Journal of Sports Medicine. 28, 149-152.

Gupta, S., Goswami, A., Sadhukhan, A.K., & Mathur, D.N. (1996). Comparative study of lactate removal in short term massage of extremities, active recovery and a passive recovery period after supramaximal exercise sessions. International Journal of Sports Medicine. 17(2), 106-110.

Hart, J.M., Swanik, C.B., Tierney, R.T. (2005). Effects of sport massage on limb girth and discomfort associated with eccentric exercise. Journal of athletic training. 40(3), 181-185.

Hinds, T., Mcewan, I., Perkers, J., Dawson, E., Ball, D., & George, K. (2004). Effects of massage on limb and skin blood flow after quadriceps exercise. American college of sports medicine.

Hoffman-Goetz, L., & Pederson, B.K. (1994). Exercise and the immune system; a model of the stress response? Immunology Today. 15, 382-387.

Howatson, G., Garze, D., & Someren, K.A. (2005). The efficacy of ice massage in the treatment of exercise-induced muscle damage. Scand J. Med. Sci. Sports. 15, 416-422.

Howell, J.N., Chleboun, G., & Conatser, R. (1993). Muscle stiffness, Strength loss, swelling and soreness following exercise-induced injury in humans. Journal of Physiology. 464, 183-196.

Hunt, M.E. (1990). Physiotherapy in sports medicine. In : Torg, J.S., Welsh, P.R. & Shephard, R.G.(Eds.). Current Therapy in Sports Medicine. 2, 48-50.

Hunter, A.M., Watt, J.M., Watt, V., & Galloway, S.D.R. (2006). Effect of lower limb massage on electromyography and force production of the knee extensors. Br. J. Sports Med. 40, 114-118.

Ironson, G., & Field, T. (1996). Massage therapy is associated with enhancement of the immune system's cytotoxic capacity. International Journal of Neuroscience. 84, 205-217.

Ironson, G., Field, T., Scafidi, F., Hashimoto, M., Kumar, A., Price, A., Goncalves, A., Burman, I., Tetenman, C., Patarca, R., & Fletcher, M.A. (2000). Massage therapy is associated with enhancement of the immune system's cytotoxic capacity. International Journal of Neuroscience. 84, 205.

Ironson, G., Friedman, A., Klimas, N., Antoni, M., Fletcher, M.A., Laperriere, Simonneau, J., & Schniederman, N. (1994). Distress, denial and low adherence to behavioral interventions predict faster disease progression in gay men infected with immunodeficiency virus. International Journal of Behavior Medicine. 1(1), 90-105.

Jane, A.D., Richard, R.M., & Sarah, E.C. (1990). Effect of massage on serum level of β-endorphin and β-lipotropin in health adults, Physical therapy.

Jerrilyn, A., Cambron, D.C., M.P.H., Ph.D., Dexheimer, J., L.M.T., & Patrica Coe, D.C., C.M.T. (2006). Changes in blood pressure after various forms of therapeutic massage: a preliminary study. The journal of alternative and complement medicine. 12(1), 65-70.

Jonhagen, S., Ackermann, P., Eriksson, T., Saartok, T., & Renstrom, P.A.F.H. (2004). Sports massage after eccentric exercise. Am. J. Sports Med. 32(6), 1499-1503.

Kaye, A.D., Kaye, A.J., Swinford, J., Baluch, A., Bawcom, B.A., Lambert, T.J., & Hoover, J.M. (2008). The effect of deep-tissue massage therapy on blood pressure and heart rate. The journal of Alternative and complementary medicine. 14(2), 125-128.

Kendall, A., Hoffman-Goetz, L., Houston, M., & MacNeil, B. (1990). Exercise and blood lympocyte subset responses : intensity, duration and subject fitness effects. Journal of Applied Physiology. 69(1), 251-260.

Kiecolt-Glaser, J.K., Glaser, R., Strain, E., Stout, J., Messick, G., Sheppaed, S. Ricker, G., Romisher, S.C., Briner, W., Bonnell, G., & Donnerberg, R. (1985). Psychosocial enhancement enhancement of immunocompetence in a geriatric population. Health Psychology. 4, 25-41.

Kiecolt-Glaser, J.K., Glaser, R., Strain, E., Stout, J., Tarr, K., Holliday, J., & Specicher, C.E. (1986). Modulation of cellular immunity in medical students. Journal of Behavior Medicine. 9, 5-21.

Kuipers, H. (1994). Exercise-induced muscle damage. International Journal of Sports Medicine. 15, 132-135.

Langewitz, W., Ruttiman, S., Laifer, G., Maurer, P., & Kiss, A. (1994). The intergration of alternative treatment modalities in hiv ibfection-the patient's perspective. Journal of Psyhosom Reserch. 38, 687-693.

Leach, R.E. (1998). Hyperbaric oxygen therapy in sports. American Journal of Sports Medicine. 26, 489-490.

Lehn, C., & Prentice, W.E. (1994). Massage In Prentice W.E.(ed). Therapeutic Modalities in Sports Medicine. St. Louis, Mosby-Year Book Inc., 335-363.

Lewis, M., & Johnson, M.I. (2006). The clinical effectiveness of therapeutic massage for musculoskeletal pain: a systematic review. Journal of Physiotherapy. 92. 146-158.

Lewis, R.K. (1995). A Physiologic evaluation of the sports massage. Athletic Training. 26.

Longworth, J.C.D. (1982). Psychophysiological effects of back massage in normotensive females. Advances Nurse Science. 4. 44-61.

Mackinnon, L.T. (1989). Exercise and natural killer cells: what is the relationship? Sports Medicine. 7, 141-149.

Mackinnon, L.T. (1993). Exercise & Immunology. Champaign. IL, Human Kinetics.

Mackinnon, L.T., & Jenkins, D.G. (1993). Decreased salivary immunoglobulins after intense internal exercise before and after training. Medicine and Science in Sports and Exercise. 25, 678-683.

McCarthy, D.A., Snyder, A.C., Foster, C., & Wehrenberg, W.B. (1998). The leukocytosis of exercise, a review and model. Sports Medicine. 6, 333-363.

McKechnie, G.J.B., Young, W.B., & Behm, D.G. (2007). Acute effects of two massage techniques on ankle joint flexibility and power of the plantar llexors. Journal of Sports Science and Medicine. 6, 498-504.

Meek, S.S. (1993). Effects of slow stroke back massage on relaxation in hospice clients. IMAGE: Journal of Nursing Scholarship. 25, 17-21.

Moraska, A. (2007). Therapist education lmpacts the massage effect on postrace muscle recovery. University of Colorado at Denver and Health Sciences Center, Denver, Co.

Mori, H., Ohsawa, H., Tanaka, T.H., Taniwaki, E., Leisman, G., & Nishijo, K. (2004). Effect of massage on blood flow and muscle fatigue following isometric lumbar exercise. Med. Sci. Monit. 10(5), 173-178.

Nieman, D.C., Henson, D.A., Gusewitch, G., Warren, B.J., Dotson, R.C., Butterworth, D.E., & Nehlsen-Cannarella, S.L. (1993). Physical activity and immune fuction in elderly women. Medicine and Science in Sports and Exercise. 25, 823-831.

Nosaka, K., & Clarkson, P.M. (1992). Relationship between post-exercise plasma CK elevation and muscle mass involved in the exercise. 25. 823-831.

Nosaka, K., & Clarkson, P.M. (1992). Relationship between post-exercise plasma CK elevation and muscle mass involved in the exercise. International Journal of Sports Medicine, 13(6), 471-475.

Oshida, Y., Yamanouchi, K., Hayamizu, S., & Satto, Y. (1988). Effect of acute physical exercise on lymphocyte subpopulation in trained and untrained subjects. International Journal of Sport Medicine. 9, 137-140.

Pedersen, B.K., Tvede, N., Hansen, F.R., Anderen, V., Bendixen, G., Bendtzen, K., Galbo, Haahr, P.M., Klarlund, K., Sylvest, J., Thomsen, B.S., & Halkjaer-Kristensen, J. (1988). Modulation of natural killer cell cativity in peripheral blood by physical exercise. Scandinabica Journal of Immunology. 27, 673.

Pedersen, B.K., Tvede, N., Klarlund, K., Christensen, L.D., Hansen, F.R., Galbo. H., Kharazmi, A., &

kalkjaer-Kristensen, J. (1990). Indomethacin in vitro and in abolishes post-exercise supperssion of natural killer cell activity peripheral blood. International Journal of Sports Medicine. 11, 127-131.

Prentice, W.E. (1990). Therapeutic ultrasound In: Prentice, W.E.(Eds.). Therapeutic Modalities in Sports Medicine(3rd ed.). 255-287. St. Louis: Mosby-Yearbook.

Rinder, A.N., & Sutherland, C.J. (1995). An investigation of the effects of massage on quadriceps performance after exercise fatigue. Complement Therapy of Nurses and Midwifery. 1(4), 99-102.

Robertson, A., Watt, J.M., & Galloway, S.D.R. (2008). Effects of leg massage on recovery from high intensity cycling exercise. Br. J. Sports Med. 38, 173-176.

Rodenberg, J.B., Bar, P.R., & De Boer, R.W. (1993). Realation between muscle soreness and biochemical and funcional outcomes of eccentric exercise. Journal of Applied of Applied Physiology. 74, 2979-2983.

Rodenburg, R.J., & Shek, P.N. (1995). Amino acid, dieting, glycogen, muscle injury, overtraining, reactive, and species : Heavy exercise, nutrition and immune funtion. Is there a connection. International Journal of Sports Medicine. 16, 491-497.

Russell, M. (2006). Massage therapy and restless legs syndrome. Journal of bodywork and movement therapies. 11, 146-150.

Sala Horowitz (2007). Evidence-based indications for therapeutic massage. Alternative & complementary therapies. 30-35.

Schillinger, A., Koenig, D., Heafele, C., Vogt, S., Heinrich, L., Aust, A., Birnesser, H., & Schmid, A. (2006). Effect of manual lymph drainage on the course of serum levels of muscle enzymes after treadmill exercise. Am. J. Phys. Med. Rehabil. 85(6), 516-520.

Sellwood, K.L., Brunkner, P., Williams, D., Nicol, A., & Himman, R. (2007). Ice-water immersion and delayed-onset muscle soreness: a randomised controlled trial. Br. J. Sports Med. 41, 392-397.

Sherman, K.J., Cherkin, D.C., Kahn, J., Erro, J., Hrbek, A., Deyo, A.R., & Eisenberg, D.M. (2005). A survey of training and practice patterns of massage therapists in two US states. BMC Complementary and Alternative Medicine. 5, 13.

Sherman, K.J., Dixon, M.W., Thompson, D., & Cherkin, D.C. (2006). Development of a taxonomy to describe massage treatments for musculoskeletal pain. BMC complementary and alternative medicine. 6, 24.

Sims, S. (1986). Slow stroke back massage for cancer patients. Nursing Times, 82, 47–50.

Smith, L.L. (1991). Acute inflammation : The underlying mechanism in delayed onset muscle soreness? Medicine Science in Sports and Exercise. 23, 542–551.

Smith, L.L., Keating, M.N., Holbert, D., Spratt, D.J., McCammon, M.R., Smith, S.S., & Israel (1994). The effects of athletic massage on delayed onset muscle soreness, creatine kinase and neutrophil count: A preliminart report. Journal of Orthopedatric in Sports Medicine and Physical Therapy. 19, 93–99.

Smith, T.A., & Pyne, D.B. (1997). Exercise, training and neutropil function. Exercise Immunology Review. 3, 96–117.

Steves, R., MEd, ATC, PT (2005). Appraising Clinical Studies: A Commentary on the Zainuddin et al and Hart et al Studies. Journal of Athletic Training. 40(3), 186–190.

Tanaka, T.H., Leisman, G., Mori, H., & Nishijo, K. (2002). The effect of massage on localized lumbar muscle fatigue. BCM complementary and Alternative Medicine. 2, 9.

Targan, S., Britvan, L., & Dorey, F. (1981). Activation of human NKCC by moderate exercise : increased frequency of NK cells with enhanced capability of effector target lytic interactions. Clinical of Experimental Immunology. 45, 352–361.

Tharp, G.D., & Barnes, M.W. (1990). Reduction of salva immunoglobin levels by swim training. European Journal of Applied Physiology. 60, 61–64.

Tiidus, P.M. (1997). Manual massage and recovery of muscle funtion following exercise : A lietrature review. Journal of Orthopedic Sports Science and Physical Therapy. 25, 107–112.

Tiidus, P.M. (1998). Radical species in inflammation and overtraining. Canadian Journal of Physiological Pharmacology. 76, 533–538.

Tiidus, P.M., & Shoemaker, J.K. (1995). Effleurage massage, muscle blood flow and long team post-exercise strength recovery. International Journal of Sports Medicine. 16, 478-483.

Viitasalo, J., Nieman, K., & Kaappo, R. (1995). Effleurage, Muscle blood flow and long team post-exercise strength recovery. International Journal of Sports Medicine. 16, 478-483.

Viitasalo, J., Nieman, K., & Kaappo, R. (1995). Warm underwater water-jet massage improves recovery from intense physical exercise. European Journal of Applied Physiology. 71, 431-438.

Vindigni, D., Parkinson, L., Walker, B., Rivett, D.A., Blunden, S., & Perkins, J. (2005). A community-based sports massage course for Aboriginal health workers. Aust. Journal Rural Haelth. 13, 111-115.

Vindigni, D.R., Parkinson, L., Blunden, S., Perkins, J., Rivett, D.A., & Walker, B.K. (2004). Aboriginal health in Aboriginal hands: development, delivery and evaluation of a training programme for Aboriginal health workers to pormote the musculoskeletal health of Indigenous people living in a rural community. Rural and Remote Health. 4, 281.

Weinrich, S.P., & Weinrich, M. (1990). The effects of massage on pain in cancer patients. Applied Nursing Research. 3, 140-145.

Weltman, D.L. (1999). The effects of massage on athletes' cardiorespiratory system. Soviet Sports Review. 25(1).

Wood, S.A., Morgan, D.L., & Proske, U. (1993). Effects of repeated eccentric contractions on structure and mechanical properties of toad sartorius muscle. American Journal of Physiology. 265, C792-800.

Zainuddin, Z., Newton, M., Sacco, P., Nosaka, K. (2005). Effect of massage on delayed-onset muscle soreness, swelling, and recovery of muscle function. Journal of athletic training. 40(3), 174-180.

Zeitilin, D., Keller, S.E., Shiflett, S.C., Schlerifer, S.J., & Bartlett, J.A. (2000). Immunological effects of massage therapy during academic stress. Psychosomatic Medicine. 62, 83-87.